태극처방

임상한의사를 위한 한약처방의 빌드업

태극처방

임상한의사를 위한 한약처방의 빌드업

지은이 조세희

1판 1쇄 인쇄 2024. 04. 15
1판 1쇄 발행 2024. 04. 20

발행처_물고기숲 • 발행인_임민수 • 등록번호_제406-2012-000004호 • 등록일자_2012. 01. 03. • 주소_(우)10898) 경기도 파주시 가온로 205, 709-1804 • 전화_031)943-2090 •

값은 뒤표지에 있습니다. • ISBN 978-89-98038-97-7 93510 • 카카오톡 ID_fishwood • 카카오스토리_http://story.kakao.com/fishwood • 이메일_fishwoodbook@naver.com • 블로그_http://blog.naver.com/fishwoodbook • 물고기숲은 독자 여러분의 의견에 귀 기울여 좋은 책을 만들겠습니다.

태극처방

임상한의사를 위한 한약처방의 빌드업

조세희 지음

물고기숲

들어가는 말

기존 쓰이던 처방을 그대로 쓰는 것이 아니라 각 본초의 조합부터 시작해서 하나의 처방을 만들어내고자 하는 한의사라면 각 병리에 쓰일 본초의 용량을 정하는 데 고민을 많이 할 수밖에 없을 것이다. 필자 또한 항상 고민하며 알맞은 용량을 찾기 위해 노력했고 앞으로도 그 노력은 계속될 것 같다.

용량에 대한 고민을 시작하는 초창기에는 대부분 '이 정도 본초 개수와 용량이면 적당하겠지'라는 개인적인 감을 믿고 쓰다가 복용 중 부작용들이 자주 나타나거나 효과 면에서 불충분한 느낌을 받게 된다.

예로 한 환자에게 보음補陰을 하려 했는데 소화를 위해 좌사약으로 제습除濕약을 써준다는 것이 너무 많은 좌사약을 나열하여 오히려 음허가 심해지는 부작용이 나타나는 경우도 있을 수 있다.

필자는 용량에 기준이 없는 점에 대한 문제의식을 갖고 그 대안으로써 기존에 알려진 처방의 용량을 참고도 해보았지만 실제 만나게 되는 환자들에게는 안 맞는 경우가 많이 보이면서 혹시 다른 방법이 있을까 여러 가지로 알아보려고 노력하였다.

후에 서술할 내용들 중에는 필자가 부족하게나마 이러한 부분을 가능한 한 수치화하며 나름 정리해서 정한 방법들이 있으니 너그러운 마음으로 봐주시길 바란다.

필자는 오행이론을 매우 좋아한다. 음양으로부터 나온 오행의 운동성은 만물의 많은 것들에 적용되고 이용될 수 있다. 특히 인체를 오행으로 바라보며 치료해왔고, 이에 대한 효과도 눈으로 많이 봐왔기에 장부변증 및 오행을 이용한 치료를 주로 해왔다. 한동안 이러한 오행의 관점으로만 치료하다가 어느 순간부터는 치료에서 음양, 태극으로 올라가려고 시도하게 되었다. 태극에서 음, 양이 나오고, 음, 양으로부터 오행 운동이 나타나게 된다. 태극이란 음, 양으로 방향성이 나타나기 전의 상황을 말한다. 즉, 균형 있는 상태이다.

인체에서 가슴은 양陽, 배는 음陰에 해당된다. 가슴에는 양기陽氣가 넘칠 수 있고 배는 양기가 허虛할 수 있는 것이다. 이러한 상태의 인체인데 위와 아래의 양기陽氣의 양이 차이가 줄어들면서 방향성이 없는 태극에 가까워지게 되면 몸은 어떤 상황이 될까?

이상적으로 균형이 맞춰진 건강상태가 될 것이다. 물론 완전한 태극이 되는 것은 현실적으로 불가능하다. 현상계는 태극이 음·양과 오행으로 나뉘는 이치 안에서 움직이기 때문이다. 다만 태극과 같은 합일 상태에 다가가려는 노력은 한 차원 높은 정신과 육체에 가까워지게 한다.

이와 반대로 방향성을 뚜렷하게 띠는 것은 정신적으로는 삶의 원동력이 될 수 있고, 육체적으로는 뚜렷한 기능을 수행할 수 있게 만들어주지만 결국 지나치게 되면 정신에선 집착과 번뇌로, 육체에선 병으로 나타나게 된다.

"무극無極이면서 태극太極이니, 태극이 움직여 양陽을 만들고, 움직임이 극에 달하면 고요해지고, 고요하면 음陰을 낳는다. 고요함이 극에 달하면 다시 움직이나니, 한번 움직이고 한번 고요한 것이 서로의 근본이 되고, 음양陰陽으로 나뉘니 곧 양의兩儀가 된다. 양이 변하면서 음을 합하여, 수화목금토水火木金土의 오행이 만들어지며, 다섯 기운이 골고루 순조로이 펼쳐져서 사계절이 운행되도다. 오행은 곧 음양이고 음양은 곧 태극이며, 태극은 본래 무극이다."

중국 북송北宋의 유학자 주돈이는 후대의 학자들로부터 《주역》의 계사전과 함께 '이학理學의 본원'으로 평가받는 그의 저술 《태극도설》에서 무극과 태극으로부터 음양과 오행이 발현되는 과정을 서술하였다.

태극太極은 '존재함, 균형'을 나타내고 나뉘면 음, 양이 된다. 오행은 음양의 증감 운동이다.음양의 일례로 현상계에서 뜨거운 것은 위로, 차가운 것은 아래로 이동하는 것은 태극으로부터 나뉜 음양의 모습이다. 이를 아래로 양陽이 모이게, 위로 음陰이 되게 만드는 것은 태극太極의 모습에 가까워지는 것이자 생명이 유지되게끔 만들어주는 필수 조건 중 하나가 된다. 즉, 인체에서 아래를 온보溫補하고, 가슴을 청열淸熱하는 행위는 나뉜 음양을 태극으로 돌아가게 만들려는 노력이라 할 수 있다. 앞으로 설명할 내용은 처방에서 이러한 노력을 구현하고자 하는 것이다.

또한 이 책은 변증법이나 특정 질환, 변증에 쓰이는 본초·처방을 설명하는 데 중점을 둔 안내서가 아니다. 몸의 균형을 맞추어서 태극에 다가가고, 용량 선택에 규칙을 만들어서 안전하고 효과적인 처방의 틀을 잡기 위한 책이라는 것을 미리 밝힌다.

따라서 한의사 개개인의 처방 스타일에 맞는 본초와 처방 안에 녹아들 수 있는 내용이 많을 것이라 생각한다.

이 책의 내용이 임상에서 땀 흘리며 진료하는 한의사분들에게 힌트가 되어 환자들의 회복에 일조할 수 있다는 행복한 상상을 하며 설명을 이어 나가겠다.

혹여 이 책이 사회에 밝고 선한 영향력을 줄 수 있다면 바라건대 그로 인한 공덕은 사랑하는 가족에게 주고 싶다.

목차

제2장 치험례

제3장 기성 처방의 틀 보기

제1장

태극처방 만들기

1. 태극과 인체

무극無極은 태극太極이 되고, 태극太極은 음양陰陽으로 나뉘며 음양陰陽은 오행五行으로 나뉜다. 태극에서는 음·양에 차이가 없다. 즉, 음과 양의 경계가 무너지는 것이다. 일반적으로 합일상태에서 구성요소로 나뉘면 그 요소들은 색채가 두드러지므로 운동성과 방향성이 뚜렷하며 불안정하다. 두드러지는 방향성을 가진 요소들이 조각이 맞춰지며 조화를 이루게 되면 안정적이고 하나가 된다.

인체에서 음양陰陽은 양기陽氣의 양에 따라 나뉜다. 우리 몸에서 흉강胸腔은 심장이 위치하여 인체 열의 근본으로서 항상 열熱하게 된다. 하복下腹은 심장으로부터 열을 받아야 하는 입장으로서 양기陽氣를 갈구하며 항상 양허陽虛하게 된다. 음·양이 서로 바뀔 수 있는 자연계와 달리 생명활동이 유지되는 인체에선 가슴은 양陽, 배는 음陰으로 정해져 있다.

태극은 이러한 음부위와 양부위의 양기陽氣 차이가 없는 상태를 말한다. 인체의 양기가 균일하게 분포하여 가슴과 배의 양기陽氣 차이가 줄어드는 태극太極으로 가까워지면 지나친 것은 줄어들고, 부족한 것은 보충되는 효과가 나타난다. 즉, 몸에서 실증實症인 병리현상은 완화되고, 허증虛症인 병리현상은 보허補虛된다.

다만 인체에선 단순히 태극에 가까워졌다는 결과로 이런 현상들이 나타나는 것이 아니라 태극에 어떤 과정으로 가까워졌는가도 건강의 균형을 맞추기 위한 중요한 조건으로 보인다. 예로 가슴의 열이 늘었으나 배가 크게 온보溫補되어 태극에 가까워지는 것은 가슴의 증가된

열로 인해 오히려 건강을 해치게 된다. 치료를 위한 가장 확실한 방법은 가슴이 청열되고 아랫배가 따뜻해지는 방식으로 태극에 가까워지는 것이다. 이 방식을 통해 실증實症은 완화되고, 허증虛症은 보허補虛된다.

인체는 가슴을 청열淸熱하고 배를 온양溫陽하는 방법으로 태극에 가까워지기 위해 진액을 이용해서 양陽을 싣고 움직이는 생리 사이클을 사용한다.

[그림1] 이상적인 생리 사이클

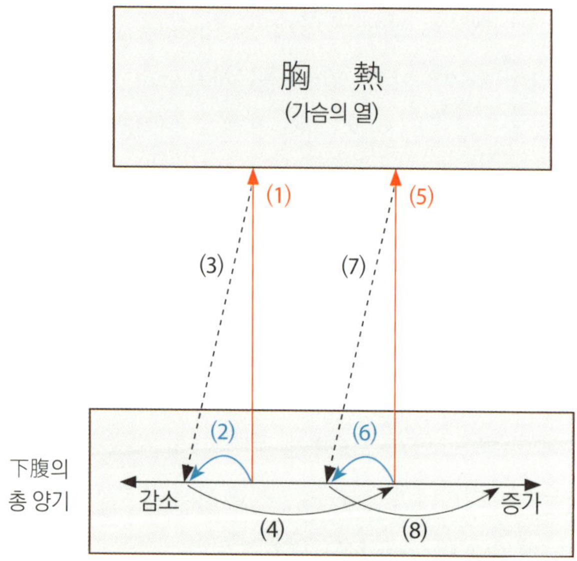

번호 순서대로 과정이 일어나며 (1), (3), (5), (7)은 양기의 상하이동을 나타낸 것이고, (2) (4), (6), (8)은 "총 下腹에 있는 양기"의 증감을 나타낸 것이다.

(1) 하복下腹[01]의 따뜻한 양기陽氣가 진액津液을 데우고, 데워진 진액은 흉강胸腔[02]으로 올라가서 청열淸熱한다.

(2) 시간이 지남에 따라 또는 각종 칠정七情과 과로過勞로 인해 하복下腹의 양기陽氣가 식는다.

(3) 흉강胸腔을 청열淸熱하고 난 후의 진액津液은 열熱을 머금고 하복下腹으로 내려온다.

(4) 아래로 내려온 열熱을 머금은 진액津液이 하복下腹을 데운다.

(5) (1)의 상황에 비해 더 따뜻해진 양기陽氣가 더 많은 양의 진액津液을 끌고 흉강胸腔으로 올라가서 더 크게 청열淸熱한다.

(6) (2)와 마찬가지로 시간이 지남에 따라 또는 각종 칠정七情과 과로過勞로 인해 하복下腹의 양기陽氣가 식는다.

(7) 가슴을 청열淸熱하고 난 후의 많은 진액津液은 열熱을 머금고 하복下腹으로 내려온다.

(8) 아래로 내려온 많은 진액津液들이 하복下腹을 크게 데운다.

결국 (1)~(4)가 반복되며 하복下腹의 양기陽氣는 점점 늘어나고, 흉강胸腔의 열熱은 점점 청열淸熱되어 간다.

이 사이클을 통해 '가슴의 지나친 열을 줄이고, 아랫배의 부족한 양허는 데우는' 방법이 계속 반복된다. 아랫배의 양기는 안정된 양기로 생리에너지로 쓰인다. 아랫배의 양기가 점점 늘어나면서 생리기능이 탄력을 받게 되면 어혈瘀血, 습담濕痰, 수水를 배출하고, 청열력淸熱力

01 하복(下腹)이라 함은 상복부와 하복부 전체를 포함한 복부(腹部)를 말한다.

02 흉(胸)이라 함은 흉곽을 포함한 윗부분을 말한다.

또한 늘어나면서 실증實症은 줄어들게 되고, 정精·신神·기氣·혈血 중 허虛한 것은 다시 생성하여 보補하게 된다.

다만 하복下腹의 양기陽氣가 충분치 못한 양허陽虛의 상황일 때는 순환에 사용되는 진액의 양이 줄어듦으로써 사이클의 목표와 달리 양허가 점점 심해지게 된다.

[그림2] 하복下腹의 양허병리가 일정 수준을 넘어섰을 때의 사이클

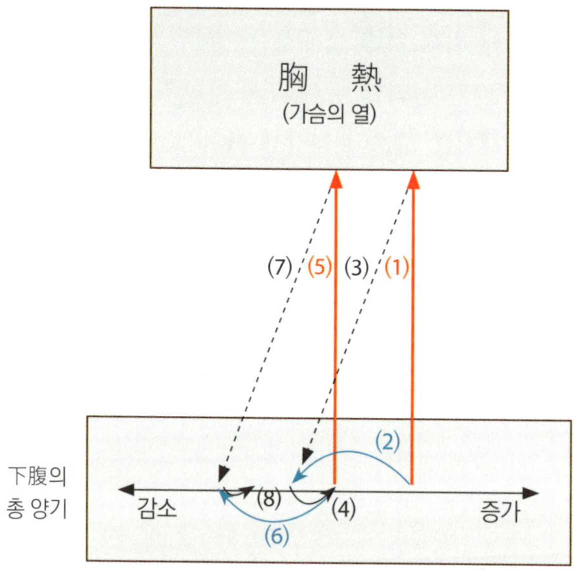

번호 순서대로 과정이 일어나며 (1), (3), (5), (7)은 양기의 상하이동을 나타낸 것이고, (2) (4), (6), (8)은 "총 下腹에 있는 양기"의 증감을 나타낸 것이다.

(1) 하복下腹의 양기陽氣가 진액津液을 데우긴 하나 양기陽氣가 적어서 많은 진액을 데우지 못한다. 결국 적은 양의 진액津液만 흉강胸腔으로 올라가서 청열淸熱한다.

(2) 시간이 지남에 따라 또는 각종 칠정七情과 과로過勞로 인해 하복下腹의 양기陽氣가 식는다.

(3) 진액津液이 적기 때문에 흉강胸腔을 청열淸熱하는 것 역시 약하고, 하복下腹으로 내려오는 진액津液의 열熱 역시 적다.

(4) 진액津液이 적으므로 하복下腹을 데우는 정도가 적다.

(5) (1)의 상황에 비해 더 줄어든 양기陽氣로 인해 더 적은 양의 진액津液이 흉강胸腔으로 올라가서 적게 청열淸熱한다.

(6) (2)와 마찬가지로 시간이 지남에 따라 또는 각종 칠정七情과 과로過勞로 인해 하복下腹의 양기陽氣가 식는다.

(7) 얼마 없는 진액이 약간의 열熱을 머금고 하복下腹으로 내려온다.

(8) 얼마 없는 진액津液들이 하복下腹을 거의 데우지 못한다.

결국 (1)~(4)가 반복되며 하복下腹의 양기陽氣는 줄어들고, 흉강胸腔의 열熱은 잘 청열淸熱되지 못한다.

이처럼 하복下腹의 양허가 일정 수준을 넘어버리면 위로 올리는 진액津液의 양이 줄어들며 양기가 소모되는 속도를 잡지 못하고 점점 쇠약해진다.

이러한 상황일 때 한의사는 약으로 하복下腹의 양기를 북돋고, 흉강胸腔을 청열하는 작용을 도와줌으로써 다시 하복의 양이 늘어날 수 있게 하고, 하복의 양기가 어느 정도 충족된 이후부터는 약을 빼도 생리 사이클에 의해 양기가 정상화되도록 유도할 수 있다.

2. 한열

하복下腹에 모여 있는 진액津液은 데워져서 흉강胸腔으로 올라가고, 그 후 흉열胸熱을 내리게 된다. 이후 흉열胸熱을 담고 있는 진액津液이 다시 내려가서 하복下腹을 데우게 된다. 이러한 사이클을 반복하며 이상적으로 하복下腹은 점점 온양溫陽되는데, 하복下腹의 온기溫氣는 군화君火인 심양心陽의 일부를 받아서 생기는 것으로서 안정적이며 생리적으로 쓰일 수 있는 양기陽氣이다.

태양이 지구에 온기溫氣를 나눠줘서 생명현상들이 나타나듯이 심양心陽이 소장小腸에 온기溫氣(하복下腹의 양기陽氣)를 만들어주고, 그 온기溫氣는 생리적으로 몸이 기능하게 만들어주는 것이다. 마치 성경의 구절 중 "배에서 생수의 강들이 흘러나오리라."가 연상되는 현상이다. 따라서 우리 몸에서 나타나는 양허陽虛병리는 하복下腹의 온기부족, 즉 하복양허下腹陽虛로 인해 시작되게 된다. 그리고 열熱병리는 항상 넘쳐나는 흉열胸熱로 인해 시작된다.

본초의 작용

몸에 병리적 열과 양허가 같이 있을 때 한열을 조절하는 약은 우선 병리적 상황을 줄이는 방향으로 먼저 작용을 한다. 그러나 몸이 받아들이는 허용치가 넘어가면 반대로 병리 상황을 같이 일으킬 수 있다.

예로 한 환자가 병리적 열과 양허를 같이 가지고 있는 상황에서 부자만 단방單方으로 사용한다고 했을 때 부자 0~4g 정도는 보양의 효과를 내며 부작용 없이 받아들이다가 4g 이후부터는 온양약溫陽藥을 받아들일 수 있는 한계치를 넘어버려서 병리적인 열을 심화시킬 수 있다.

3. 한열 조절에 중요한 본초

(1) 부자

【귀경】 心, 脾, 腎

부자는 심장의 양기를 강화시키고 추동력을 높여서 상초上焦뿐 아니라 중초中焦, 하초下焦에 양기를 전달하는 방식으로 온양溫陽한다. 상초上焦의 양기를 하초까지 전달하는 과정에서 흉곽의 긴장으로 흉협부가 굳어 있게 되면 흉열胸熱이 악화되는 부작용이 생겨날 수 있다.

이 책에서 쓰이는 부자는 성질이 완화된 '포'부자를 뜻한다. 하복下腹을 온양溫陽하는 데 있어서 가장 중요한 역할을 하고, 또한 가장 부작용도 잘 나타나는 약이므로 사용에 있어서 명확한 규칙이 필요하다. 보통 생강, 육계, 건강과 조합하여 잘 쓰인다.

부자 4g의 보양補陽세기는 생강 8g, 육계 8g, 건강 4g 정도의 온양溫陽세기와 유사하다(물론 약재들의 작용 부위는 서로 다르다. 온양溫陽세기는 약재가 몸에 전체적으로 작용할 수 있는 온양력을 의미하는 것이다).

(2) 생강

【귀경】 肺, 脾, 胃

귀경에서 알 수 있듯 상초上焦, 중초中焦에 주로 작용하는 약이다. 부자와 조합으로 쓰이면 부자를 도와서 상초나 상복부를 온양溫陽하는 역할을 한다. 그렇다고 하초에 작용하지 않는 것은 아니다. 다만 상·중초에서의 작용이 두드러진다.

소화불량, 구역감, 상지나 표부表部의 냉증 등에 잘 쓰이는 약이다.

'16g, 12g, 8g, 6g, 4g' 정도의 단계로 쓴다.

(3) 육계

【귀경】 腎, 脾, 膀胱

복부 중에서도 주로 하복부를 데운다(이 역시 상초나 중초에 작용하지 않는 것은 아니다. 다만 하초에서의 작용이 두드러진다). 부자와 조합으로 쓰이면 부자를 도와서 하초를 온양溫陽하는 역할을 한다. 생강과는 작용부위가 다르지만 온양溫陽세기는 비슷하다.

'12g, 8g, 6g, 4g' 정도의 단계로 쓴다. 소화기의 점막을 쉽게 자극할 수 있으므로 속쓰림이 심한 환자에게는 신중해야 한다.

(4) 건강

【귀경】 脾, 胃, 肺

폐와 연관된 상초上焦질환과 상복부를 온양溫陽하는 데 많이 쓰인다. 상복부의 온양에 있어서는 부자와 같이 잘 쓰인다.

'8g, 6g, 4g' 정도의 단계로 쓰는 경우가 많다. 생강의 온양溫陽세기의 2배, 부자(포)의 온양溫陽세기와 비슷하다. 속쓰림을 잘 유발하므로 주의해야 한다.

(5) 황련

【귀경】 心, 脾, 胃, 肝, 膽, 大腸

앞으로 열의 세기나 청열의 세기를 나타내는 데 있어 단위가 되는 본초이다. 청열淸熱세기가 상당히 강하다. 실열에 쓰인다. 성정이 유하고 기가 허한 체질에도 화병이 있는 경우 쓰이기도 한다. 하지만 뿌리병리가 심心·폐肺·비脾의 기허氣虛로 기가 약한 체질의 경우에는 복용 시 속이 쓰리거나 배가 아픈 등의 잘 받지 않는 경우가 꽤 많이 있음을 항상 생각해야 한다.

황련은 청열조습清熱燥濕약으로 조습燥濕성질이 있지만 실제 건조약乾燥藥의 용량을 계산할 때 고려할 만큼의 세기라고 보이지 않는다.

(6) 황금

【귀경】 肺, 膽, 胃, 大腸, 小腸

황금 8g의 청열清熱세기는 황련 1g과 유사하다. 황금은 상초上焦에 작용하기 위해선 고금枯芩을 사용하고, 하초下焦에 작용하기 위해선 조금條芩을 사용한다. 폐, 비, 위, 담, 대장의 열을 내리는 데 효과적이다.

허열과 실열에 모두 사용 가능하다. 황금은 청열조습약으로 조습성질이 있지만 실제 건조약乾燥藥의 용량을 계산할 때 고려할 만큼의 세기라고 보이지 않는다. '8g, 6g, 4g' 정도의 단계로 쓴다.

(7) 황백

【귀경】 腎, 膀胱, 大腸

황백 8g의 청열清熱세기는 황련 1g과 유사하다. 주로 신장의 열을 줄이는 데 쓰인다. 황백은 청열조습약으로 조습성질이 있지만 실제 건조약乾燥藥의 용량을 계산할 때 고려할 만큼의 세기라고 보이지 않는다.

'8g, 6g, 4g' 정도의 단계로 쓴다.

(8) 치자

【귀경】心, 肝, 肺, 胃, 三焦

치자 8g의 청열清熱세기는 황련 1g과 유사하다. 황금, 황백, 치자 중에서 치자가 청열清熱세기가 가장 강하지만 용량에서 구분해서 써야 할 만큼 크게 차이가 나지 않는다고 본다. 치자는 이뇨효과도 있지만 실제 건조약乾燥藥의 용량을 계산할 때 고려할 만큼의 세기라고 보이지 않는다.

'8g, 6g, 4g' 정도의 단계로 사용하는데, 8g을 초과하면 복용에 상당히 부담스러울 수 있다.

(9) 지모

【귀경】肺, 腎, 胃

지모 8g의 청열清熱세기는 황련 1g과 유사하다. 신장열에는 황백과 함께, 폐와 위열에는 석고나 황금과 함께 잘 이용된다. 생진윤조生津潤燥작용이 있지만 실제 보음약의 용량을 계산할 때 고려할 만큼의 보음補陰작용은 하지 않는다.

'8g, 6g, 4g' 정도의 단계로 사용한다.

(10) 석고

【귀경】肺, 胃

상당히 부드러운 약이고 소화에 대한 부담이 덜한 약이다. 허열에 주로 사용되지만 용량을 늘려서 실열에 사용되기도 한다. 폐의 열, 위장관의 열에 잘 쓰인다.

'24g, 20g, 16g, 12g, 8g' 정도의 단계로 사용한다. 열이 강할 경우

30g, 40g을 사용하기도 한다.

(11) 목단피

【귀경】心, 肝, 腎

목단피 12~16g의 청열淸熱세기가 황련 1g과 비슷하다고 보인다. 어혈을 풀어주고 허열에 쓰인다.

'16g, 12g, 8g, 6g' 정도의 단계로 사용한다.

4. 청열력, 온양력의 수치화

앞으로 약재의 청열력清熱力이나 온양력溫陽力을 수치화시켜서 나타낼 것인데 그 수치의 단위는 '황련의 청열력'으로 나타내겠다. 약재는 각각 작용 부위가 다르고 각 부위에서의 작용세기 또한 다르지만 모든 부위를 합쳐서 약재가 할 수 있는 총 청열清熱세기를 청열력, 온양溫陽세기를 온양력이라 표현하겠다. 즉, 청열력, 온양력이란 각 부위에 분산되어 작용하기 전의 약재 자체의 총 청열, 온양의 세기이다.

수치를 나타내는 예로 황백 8g의 청열력은 황련 1g의 청열력과 비슷하므로 황백 8g의 청열력은 1이다. 또한 '부자 8g 생강 8g'의 온양력은 황련 2g의 청열력과 세기가 비슷하므로 '부자 8g, 생강 8g'의 온양력은 2이다.

다음은 각 약재의 청열, 보양의 세기를 황련과 비교해서 나타낸 것이다.

황련1=황백8=황금8=치자8=석고12=지모8=목단피12~16
황련2='부자8, 생강8'='부자8, 건강4'='부자8, 육계8'
이는 온양력, 청열력의 절대값을 비교한 것이다.

이후부터는 표시를 간편하게 하기 위해 황련 1만큼의 청열력을 (-1), 황련 1청열력만큼의 온양력을 (+1)로 나타내겠다. 또한 만약 흉열胸熱에 쓸 수 있는 가장 큰 청열淸熱세기가 (−3)이라면 이 흉열胸熱의 양을 (3)이라고 표현하겠다. 만약 하복下腹의 양허陽虛에 쓸 수 있는 가장 큰 온양溫陽세기가 '부자8, 생강8'이라면 이 아랫배의 양허의 정도를 '8, 8'이라고 표현하겠다.

5. 청열의 세기 정하기

몸 전체의 열은 결국 흉열胸熱에서 나뉘어서 나타나는 것이므로 '몸 전체의 열=흉열胸熱'로 볼 수 있다. 추위를 많이 타는 것과 따뜻한 물을 마시는 것을 선호하는 것은 각각 표부와 소화기의 한열과 연관된 것은 맞지만 가지고 있는 몸 전체의 한열의 크기는 나타내지는 못한다.

차가운 물을 마시면 안 좋다고 해서 흉열胸熱이 적은 것이 아니고, 더위를 많이 탄다고 해서 하복下腹의 양허陽虛가 적은 것이 아니다. 시원한 물을 마시는 걸 선호한다고 해서 흉열胸熱이 많은 것도 아니고, 추위를 많이 탄다고 해서 하복下腹의 양허陽虛가 크다고 볼 수도 없다.

필자가 사용하는 전체 열을 추측하는 방법은 맥진脈診을 이용한다. 맥상脈狀 중 홍맥洪脈은 열熱을 나타내는 맥상으로, 맥이 갈고리 모양으로 손가락을 치며 나타난다고 한다. 하지만 맥을 짚어보면 혈관에서 제일 튀어나온 부분이 일정 거리를 두고 손을 치는 것은 홍맥洪脈이 꼭 아니더라도 항상 나타난다.

필자는 이 거리를 흉열胸熱을 추측할 수 있는 지표로 본다.

촌관척寸關尺 중 관關부위에서 맥진 시의 경우를 살펴보자.

맥을 중간 깊이로 눌렀을 때 혈관을 치는 곳 사이의 거리가 약 6mm 정도이면 그것은 사용할 수 있는 가장 큰 청열淸熱세기가 (−4.5)인 흉열胸熱이라는 것을 의미한다. 거리가 이 기준 길이를 넘어간다면 흉열胸熱이 (4.5)보다 크므로 청열을 더 강하게 한다.

[그림3] 제목 없음

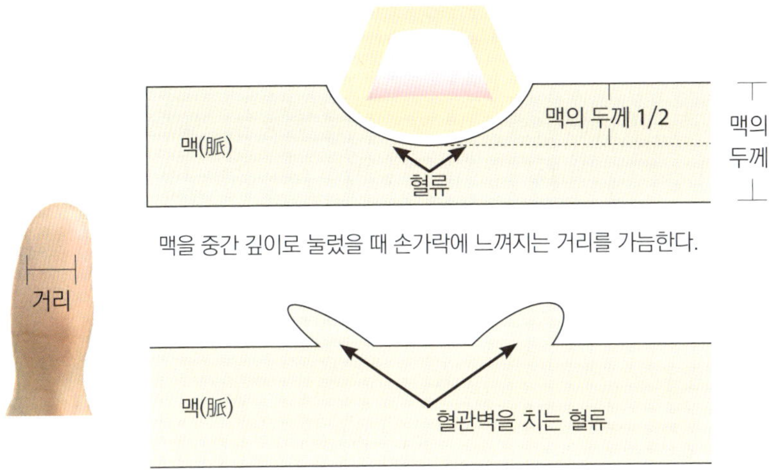

맥을 중간 깊이로 눌렀을 때 손가락에 느껴지는 거리를 가늠한다.

심장박동 시 혈류는 혈관을 일정 너비를 두고 번갈아가며 친다.

다만 이 거리를 넘어가면서부터는 사용할 청열의 세기와 거리가 비례하지 않으므로 환자의 기력, 시원한 것을 좋아하고 더위를 타는지, 강한 성정인지 등을 종합적으로 고려하여 청열淸熱세기를 정한다. 이 거리보다 짧다면 그 길이에 비례해서 (−4.5)보다 청열을 약하게 한다.

대부분의 환자는 이 거리가 큰 편차 없이 일정한 편으로 나오게 되지만 심장이 기외수축이 나타난 순간이나 부정맥이 있을 경우 맥진 중에 거리가 왔다 갔다 하면서 큰 폭으로 변할 때도 있다. 이때는 최대한 맥이 안정됐을 때의 평균거리를 생각해서 사용한다.

6. 양허의 세기 정하기

필자가 사용하는 하복下腹의 양허陽虛를 유추하는 방법은 설진舌診을 이용한다. 몸 전체에서 나타나는 양허는 결국 하복下腹의 양허에서 비롯되므로 '몸 전체의 양허=하복下腹의 양허'로 볼 수 있다. 양허는 '혀의 백태'와 '설색舌色'을 본다.

(1) 백태

혀의 전체 면적에서 틈 없이 모여 있는 백태[03]가 차지한 면적을 확인하여 양허를 결정한다. 혀 전체를 몸 전체라고 봤을 때 양허로 볼 수 있는 백태의 면적이 어느 정도 있는지를 보면 몸 전체에서 나타나는 양허의 정도를 가늠할 수 있고, 이는 하복下腹의 양허와 동일하다. 양허의 판단에는 양허 백태의 '면적'이 기준이지 태의 두께 자체는 중요하지 않다.

'부자와 생강·육계'의 조합을 단위로 하여 최대로 보양할 수 있는 정도를 백태의 형태에 따라 나타내보면 다음과 같다.

- 혀를 세로로 4등분하여 '1번 구획 면적'[04]의 반만큼을 양허백태의 형태가 차지하면 최대 '부자8 생강이나 육계8'만큼 하복下腹을 온양할 수 있다고 여긴다.

---

03 틈이 없이 모여 있는 백태를 양허라고 보는 것은 '패턴설진'에서 힌트를 얻어 사용하게 되었음을 밝힌다.

04 양허백태가 꼭 1번 구획에 위치하지 않아도 된다. 다른 구획에 있어도 양허백태의 형태라면 그 면적을 합하여 '1번 구획 면적'과 비교한다.

• '1번 구획 면적'만큼을 양허백태의 형태가 차지하면 최대 '부자12 생강이나 육계12'만큼 하복下腹을 온양할 수 있다고 여긴다.

[그림4] 제목 없음

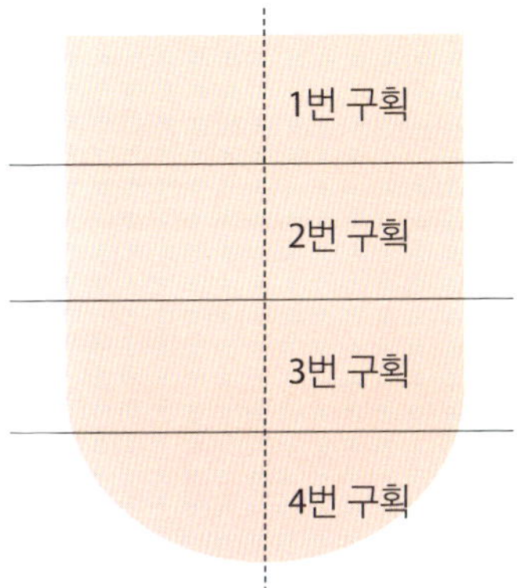

(2) 설색舌色

'설질의 색'에선 담홍淡紅을 넘어서 투명해 보이는 정도까지 색이 나타나면 점차 양허가 심해진 것으로 본다. 설의 양쪽 가변을 먼저 확인하고, 그 후 중심 부위를 본다.

• 혀의 양쪽 가변이 모두 백태 없이 투명한 느낌으로 보이면 최대 '부자12 생강이나 육계12'만큼 하복下腹을 온양할 수 있다고 여긴다.

• 혀의 양쪽 가변뿐 아니라 중심부까지 백태가 없이 투명한 느낌의 부위가 있다면 최대 '부자16 생강이나 육계16' 이상으로 하복下腹을 온양할 수 있다고 여긴다.

백태에서 양허가 어느 정도인지를 보고, 설색舌色에서 양허가 어느 정도인지를 확인한 뒤에 백태와 설색舌色 둘 중 양허가 가장 크게 나온 것을 따른다.

아래의 사진들도 역시 '부자와 생강·육계'의 조합을 단위로 하여 최대로 보양할 수 있는 정도를 나타내었다.

백태

'부자6 생강이나 육계6'

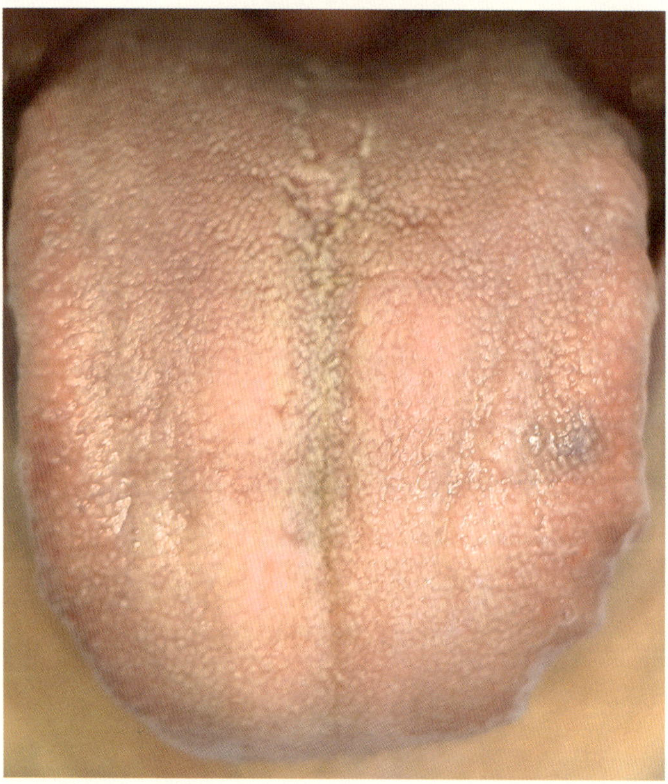

[사진1-1] 양허백태가 뚜렷한 부분의 면적이 상당히 작다.

'부자8 생강이나 육계8'

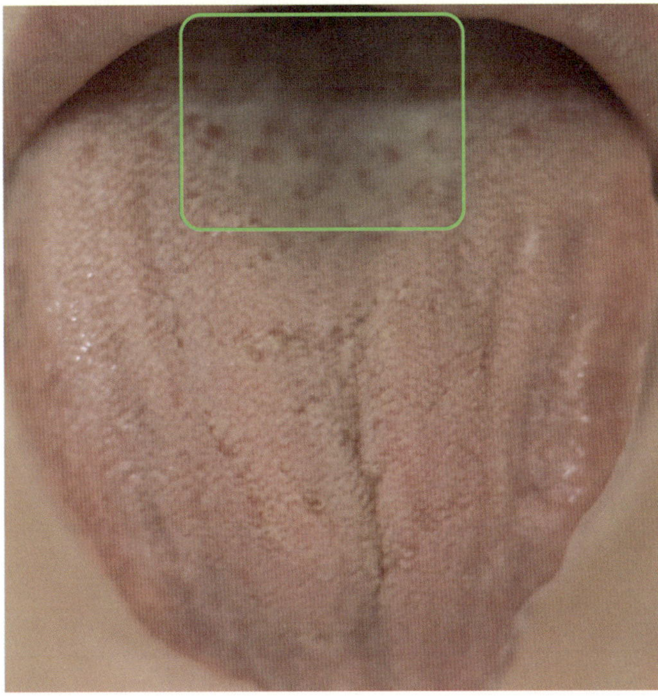

[사진1-2] 대략 '1번 구획 면적'의 반만큼 양허백태가 차지한다.

'부자12 생강이나 육계12'

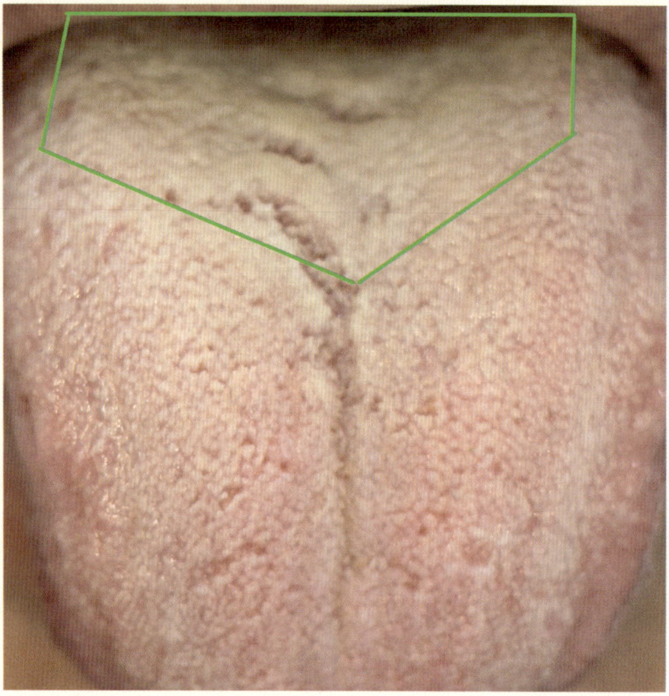

[사진**1-3**] 양허백태가 차지하고 있는 면적의 크기가 '**1**번 구획 면적'만큼 넓다.
'**1**번 구획 면적'을 넘을 수도 있는데 그렇게 본다면 '**16 16**'으로도 볼 수 있다.

'부자16 생강이나 육계16'

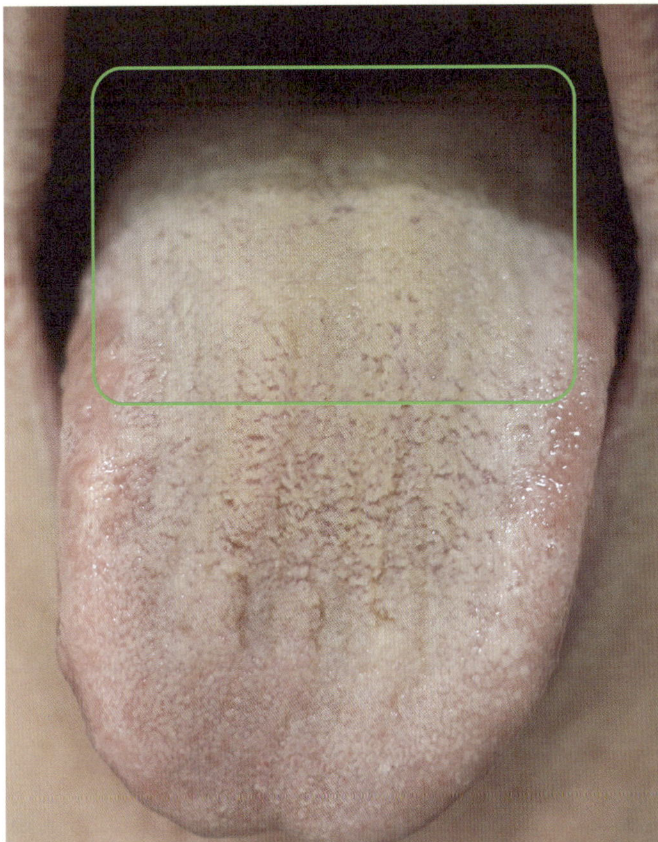

[사진1-4] [**1**번 구획] 및 [**2**번 구획]까지 양허백태가 차지하고 있다.
이 사진의 혀는 '**16 16**'이거나 그 이상 양허가 심할 수도 있다.

'부자8 생강이나 육계8'

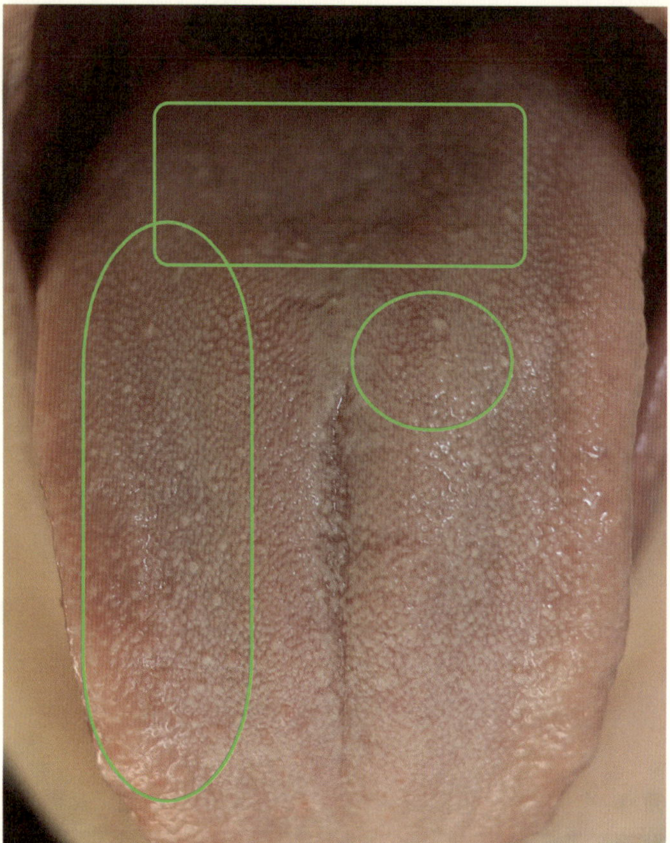

[사진1-5] 혀뿌리 쪽이나 중심 부위 정도의 구획에서 백색 혹은 담홍색의 '작은 융기'들이 띄엄띄엄 여러 개가 있는 형태는 **'8 8'**의 온양溫陽이 필요하다.

'부자8 생강이나 육계8'

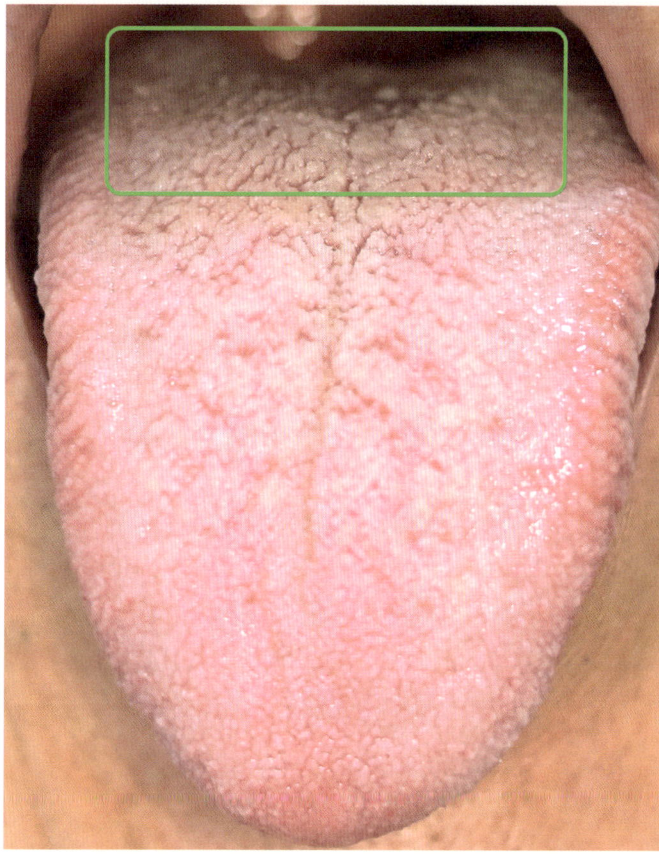

[사진**1-6**] 혀뿌리 쪽 구획에서 백색의 작은 융기들이 띄엄띄엄 여러 개가 있는 형태는 적어도 **'8 8'**의 온양溫陽이 필요하다.

'부자8 생강이나 육계8'

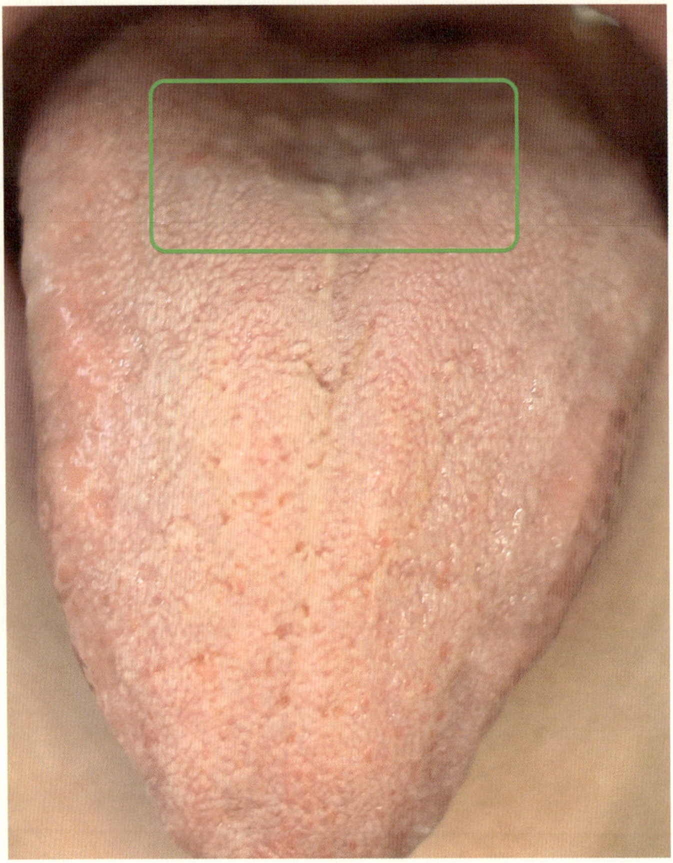

[사진1-7] 사진의 혀 역시 백색의 작은 융기들이 혀 전체적으로 띄엄띄엄 보인다.
이 융기들은 **'8 8'**의 온양溫陽이 필요함을 뜻한다.

설색

'부자12 생강이나 육계12'

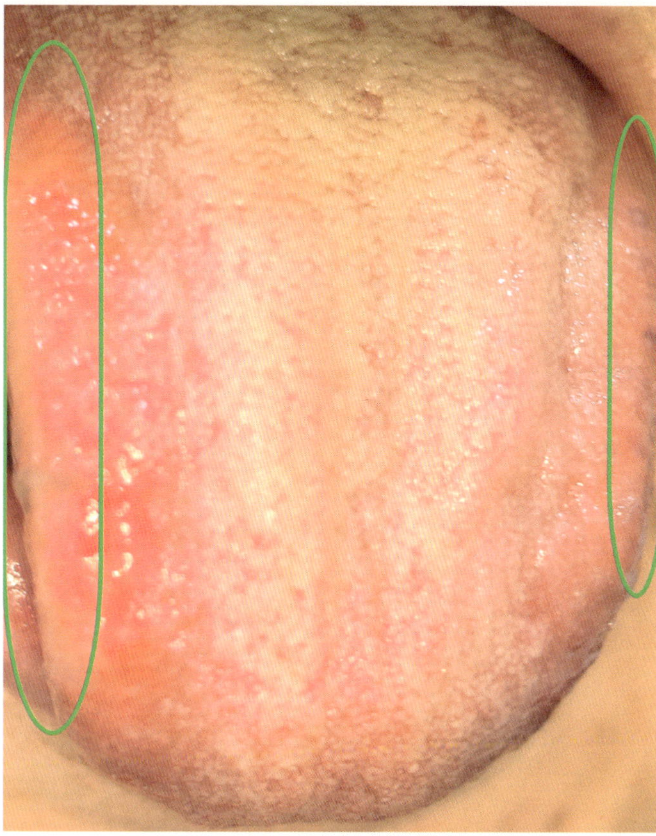

[사진**2-1**] 혀의 가변이 백태 없이 투명해 보인다.
혀의 다른 부위는 백태로 덮여 있다.

'부자16 생강이나 육계16' 이상

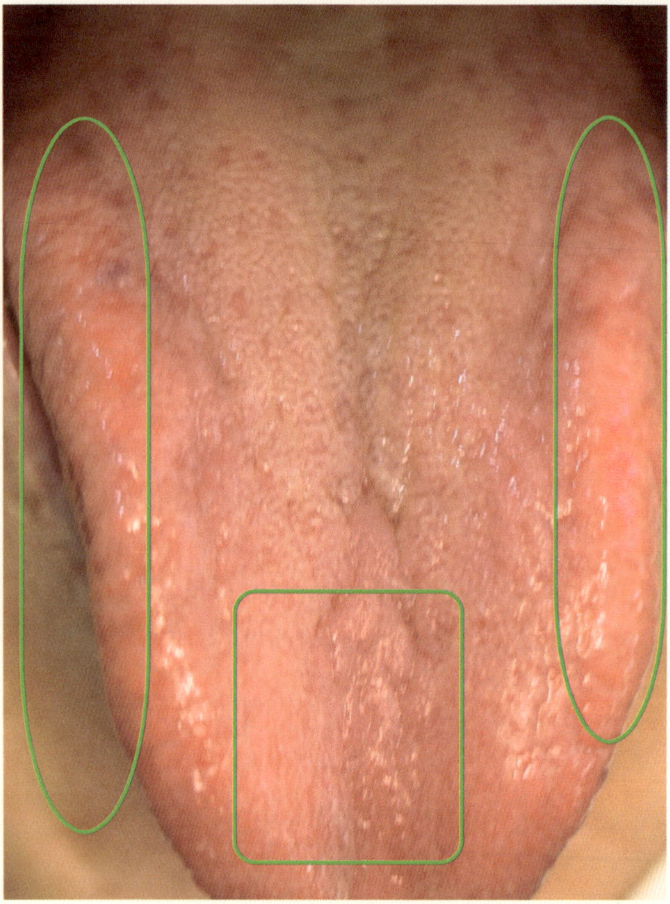

[사진**2-2**] 혈血량이 적어서 혀의 가변이 백태 없이 투명한 분홍빛이며 그러한 형태가 혀의 중심 부위까지도 이어지고 있다.

7. 청열약과 온양약의 본초 종류 선택

(1) 온양약의 본초 선택

배를 배꼽 위의 상복부, 배꼽 아래의 하복부로 나눠서 상복부를 온양溫陽하는 것이 치료에 더 중요한 경우 부자와 함께 생강, 건강을 사용한다. 하복부를 온양溫陽하는 것이 치료에 더 중요한 경우 부자와 함께 육계를 사용한다.

'부자, 생강' 조합을 사용한다고 해서 하복부를 온양溫陽하지 않는 것이 아니다. 상복부에 더 집중한다는 것이지 하복부도 같이 온양된다. 이와 마찬가지로 '부자, 육계' 조합을 사용한다고 해서 상복부를 온양溫陽하지 않는 것이 아니다. 하복부에 더 집중한다는 것이지 상복부도 같이 온양된다.

(2) 청열약의 본초 선택

본초의 작용 부위와 상관없이 흉열胸熱만큼 청열약재의 청열력을 더해서 청열淸熱세기를 채우면 흉열胸熱을 최대한 청열했다고 본다. 예로 흉열胸熱이 (4.5)일 경우 청열본초들로 (4.5)를 채우면 흉열胸熱을 최대한 청열했다고 본다. 다만 거기서 좀더 집중적으로 청열할 부위나 장부, 성정 등에 따라 구체적인 청열본초의 종류와 양을 결정한다.

8. 제한과 보상

온양의 최대치, 청열의 최대치가 정해졌어도 이를 그대로 쓸 수 없는 경우가 많다. 몸에서 원하는 온양과 청열이 나오더라도 그 밖의 외부적인 요인에 의해 온양약과 청열약을 받아들이는 데는 각종 제한이 있기 때문이다. 이러한 제한들은 받아들일 수 있는 온양약과 청열약의 양을 줄어들게 만든다. 만약 이러한 제한들을 하나, 둘 완화해 나간다면 보상으로써 온양약과 청열약을 좀더 사용할 수 있게 된다.

청열을 정하는 과정에서 청열을 줄이고 늘리는 단위인 '한 단계'는 '황련'의 청열清熱세기 (−1)만큼의 차이이다. 온양을 정하는 과정에서 온양을 줄이고 늘리는 단위인 '한 단계'는 '부자'의 온양溫陽세기 한 단계를 뜻한다. 부자의 온양溫陽세기는 '24g, 20g, 16g, 12g, 8g, 6g, 4g'의 순서에서 좌우로 움직여가며 단계를 적용한다.

(1) 제한

①청열에 대한 제한

- 기허가 심하면 청열清熱세기를 두 단계 줄인다.
- 기허가 약간 있으면 청열清熱세기를 한 단계 줄인다.

②온양에 대한 제한

- 가슴의 열胸熱이 (4.5)일 경우 온양溫陽세기를 두 단계 줄인다.
- 가슴의 열이 (4.5)보다 클 경우 두 단계 이상 줄인다.
- 가슴의 열이 (4.5)보다 적을 경우 두 단계 이하로 온양溫陽세기를

줄인다(필자는 (4.5)와 비슷할 경우 온양溫陽세기를 두 단계 줄이기도 한다).

• 흉곽의 막힘이 심하면 가슴의 열이 온양으로 인해 쉽게 넘칠 수 있으므로 온양溫陽세기를 한 단계 줄인다.

• 흉곽을 전중, 좌우 늑골의 아랫배 부분, 심하부 총 4부위로 나눠서 두 부위 이상이 '경결이 있거나 막혀 있거나 압통이 심'하다면 흉곽의 막힘이 심한 것으로 본다.

온양의 세기 줄이기

온양은 보통 '부자'와 '생강, 육계, 건강'의 조합을 이용하는데 온양溫陽세기를 줄일 때는 '부자'부터 먼저 두 단계 줄이고, 그 후 '생강, 육계, 건강'을 줄인다.

만약 '부자8, 생강8'에서 3단계 만큼 온양溫陽세기를 줄이려 하면 처음 1단계는 부자를 한 단계 줄여서 부자6으로 만들고, 그 후 두 번째 단계도 부자를 한 단계 줄여서 부자4로 만들며 마지막 세 번째 단계는 생강을 부자의 한 단계 온양력 만큼 줄여서 생강4로 만든다.[05] 결국 '부자4, 생강4'가 된다.

(2) 보상

①청열에 대한 보상

• 기허를 보충하기 위한 약을 충분히 처방에 포함시킨 경우 청열淸熱세기를 한 단계 늘릴 수 있다.

• 가지고 있는 기허에 비해 충분치 않도록 약간의 보기약만 사용한

05 부자의 1단계 온양(溫陽)세기=생강의 2단계 온양(溫陽)세기

경우 0.5단계 늘릴 수 있다.

②온양에 대한 보상

• 청열약을 충분히 처방에 포함시킨 경우 온양溫陽세기를 한 단계 늘릴 수 있다.

(3) 제한과 보상의 예시

주어진 조건: 아랫배의 양허가 '8 8', 胸熱이 (4.5), 흉곽의 막힘이 심함, 처방에 청열약의 최대치를 포함시킴. 기허가 심하고 보기약은 최대치가 아닌 보조의 의미로 약간 포함시킴.

①온양溫陽세기의 도출

• 가슴열이 (4.5)이므로 온양을 2단계 줄여야 한다.

• 흉곽이 심하게 막혀 있으므로 온양을 1단계 줄여야 한다.

• 처방에 청열약의 최대치를 포함시켰으므로 온양을 1단계 올릴 수 있다.

종합하면 보양을 두 단계 줄여야 한다.

따라서 결국 제한과 보상으로 +'4 8'이 온양을 할 수 있는 최대치이다.

②청열清熱세기의 도출

• 기허가 심하므로 청열清熱세기를 2단계 줄여야 한다.

• 보기약을 약간만 사용했으므로 청열清熱세기를 0.5단계만 올린다.

종합하면 청열을 1.5단계 줄여야 한다.

따라서 결국 청열은 (−3)이 최대치가 된다(4.5−1.5=3).

9. 조습

(1) 건조약과 보음약의 비율

기름진 음식을 잘 받아들이는 사람이 있는 반면 소화를 못 하고 몸 밖으로 내보내는 사람도 있다. 맵고, 짠 음식을 잘 받아들이는 사람이 있는 반면 설사를 통해 몸 밖으로 내보내는 사람도 있다.

이렇듯 사람은 자신의 몸에 따라 흡수가 잘되는 음식의 농도가 다를 수 있다. 약의 흡수에서도 마찬가지다. 우리 몸에 들어올 약들이 체내에서 쉽게 받아들여지기 위해서는 들어오는 약의 농도가 중요하다. 한약에서 보음補陰·보혈補血·보정補精을 하는 본초들[06]은 용액에서 용매와 같이 약의 진하기를 낮추는 역할을 하고, 제습除濕, 이수利水 등의 몸을 건조乾燥하게 하는 본초들[07]은 용액에서 용질과 같이 약의 진하기를 높이는 역할을 한다.

식사에서 먹는 국으로 비유하자면 보음약補陰藥은 국의 물이나 기름과 같고, 건조약乾燥藥은 국의 양념, 소금과 같다. 사람마다 수월하게 흡수할 수 있는 약의 진하기가 있는데 치료에선 이를 알맞게 하기 위해 '보음약과 건조약의 비율'을 조절한다.

(2) '보음약과 건조약의 비율' 도출하기

지방은 체내에서 쓰이고 남은 에너지를 축적하는 가장 큰 형태 중

06 이 챕터 이후부터는 이 본초들을 보음약(補陰藥)이라 통칭하겠다.

07 이 챕터 이후부터는 이 약재들을 건조약(乾燥藥)이라 통칭하겠다.

하나이다. 지나치게 많은 지방을 가지고 있는 환자는 대부분 제습除濕, 이수利水 등의 건조약乾燥藥을 필요로 하는 환자이다.

근육은 체내에서 혈액과 에너지를 사용하는 가장 큰 형태 중 하나이다. 근육의 쓰임이 많거나 근육량이 많은 환자는 대부분 보음약補陰藥을 필요로 하는 환자이다.

체지방이 늘어날수록 건조약乾燥藥은 늘어나야 하고, 보음약補陰藥은 줄어들어야 한다. 근육량이 늘어날수록 보음약補陰藥은 늘어나야 하고, 건조약乾燥藥은 줄어들어야 한다. 필자는 임상경험상 '체지방량/골격근량의 비율'[08]은 몸이 수월하게 흡수 가능한 한 약의 '건조약/보음약의 비율'과 밀접한 관련이 있다고 본다.[09]

'체지방량/근육량의 비율'과
'건조약/보음약의 비율'의 수치적관계

'체지방량/근육량'×**1.26**='건조약/ 보음약'

※이 계산법은 임상경험을 통해 결론 낸 수치와 계산법이며 남녀 구분이 없다.

(3) 보음약의 전체 양 계산법

몇 가지 약재를 제외한 대부분의 보음補陰약재들은 첩당 무게(g)를

08 체지방량과 근육량은 인바디를 통해서 측정한다.

09 '체지방량/골격근량'의 비율은 체형과 많이 다를 수 있음을 미리 밝혀둔다. 겉으로 살집이 많아 보이는 사람도 의외로 지방량이 적고 근육량이 많을 수 있고, 근육이 많아 보이는 사람도 지방량이 많고 근육량이 적은 경우일 수 있다. 눈대중으로 구별하기는 생각보다 어렵다.

다 더해서 전체 보음약의 양(g)을 정한다.

①그램(g)수 그대로 더해지는 보음약재

갈근, 감초, 구기자, 녹용, 당귀, 대조, 두충, 맥문동, 목과, 백작약, 복분자, 산수유, 산약, 산조인, 연자육, 오미자, 용안육, 적작약, 지황, 천문동, 호도인, 흑지마

② 그램(g)수 그대로 더해지지 않는 보음약재

• 사삼, 양유근: 보음補陰력이 약하므로 그램(g)수에 3/4을 곱한다.

예) 첩당 사삼 또는 양유근이 16g이면 전체 보음량의 계산에선 16g×3/4=12g으로 생각하고 계산한다.

• 숙지황: 보음력이 강하므로 그램(g)수에 2를 곱한다(보음력이 건지황의 2배라고 본다).

예) 첩당 숙지황이 6g이면 전체 보음량의 계산에선 6g×2=12g으로 생각하고 계산한다.

• 생지황: 보음력이 약하므로 그램(g)수를 2로 나눈다(보음력이 건지황의 1/2배라고 본다).

예) 생지황이 12g이면 전체 보음량의 계산에선 12g÷2=6g으로 생각하고 계산한다.

(4) 건조약의 전체 양 계산법

몇 가지 약재를 제외한 대부분의 건조乾燥약재들은 첩당 그램(g)수를 다 더해서 전체 건조약의 그램(g)수를 정한다.

①그램(g)수 그대로 더해지는 건조약재

강활, 곽향, 길경, 녹각, 대복피, 대황, 독활, 마황(중국), 망초, 맥

아, 반하(반하생강백반제), 방기, 방풍, 백지, 백출, 복령, 포부자, 사인, 산사, 상백피, 생강, 석창포, 세신, 신곡, 오가피, 오약, 원지, 육계, 의이인, 자소엽, 저령, 지실, 진피陳皮, 창이자, 창출, 택사, 해동피, 향부자, 후박

②그램(g)수 그대로 더해지지 않는 건조약재

• 건강은 생강을 말렸으므로 거습祛濕세기가 상당히 강하여 그램(g)수에 2를 곱한다(제습력이 생강의 2배라고 본다).

예) 첩당 건강이 4g이면 건조약의 전체량 계산에선 건강4g×2=8g으로 생각하고 계산한다.

• 계지는 거습세기가 약하므로 그램(g)수를 2로 나눈다.

예) 첩당 계지가 4g이면 건조약의 전체량 계산에서 계지4g÷2=2g으로 생각하고 계산한다.

• 신이는 거습세기가 약하므로 그램(g)수를 2로 나눈다.

• 천궁은 거습세기가 약하므로 그램(g)수를 2로 나눈다.

(5) 보음약, 건조약에 포함되지 않는 약재

처방의 조습성질에 크게 영향을 끼치지 못하는 약재를 뜻한다.

과루근, 결명자, 국화, 관동화, 단삼, 도인, 모려, 목단피, 박하, 백질려, 삼릉, 석고, 소목, 속단, 승마, 아출, 연교, 용골, 우슬, 인삼, 자완, 절패모, 지골피, 지모, 천마, 천패모, 청상자, 치자, 토사자, 행인, 현호색, 홍화, 황금, 황기, 황련, 황백

(6) 보음약과 건조약의 절대량

아무리 기름진 것이 필요하고 몸에서 기름을 사용할 수 있는 사람도 지나치게 많은 양의 기름은 소화시킬 수 없는 법이다. 또한 아무리 매운 양념이 필요하고 몸에서 맵기를 잘 사용할 수 있는 사람도 지나치게 많은 양의 매운 양념은 소화시킬 수 없는 법이다.

따라서 약의 조습燥濕으로 인한 부작용이 없기 위해선 '보음약과 건조약의 비율' 이외에도 그 사람이 보음약을 절대량으로서 얼마나 받아들일 수 있는지, 건조약도 절대량으로서 어디까지 받아들일 수 있는지 알아야 한다.

체지방량이 '5~10kg'인 사람들에게 건조약을 '30g 후반대'로 쓰는 것은 부담스러울 수 있다.[10]

체지방량이 '10kg 초반'인 사람들에게 건조약을 '40g 초반대'로 쓰는 것은 부담스러울 수 있다.

체지방량이 '10kg 후반'인 사람들에게 건조약을 '40g 후반대'로 쓰는 것은 부담스러울 수 있다.

체지방량이 '20kg 초반'인 사람들에게 건조약을 '50g 초반대'로 쓰는 것은 부담스러울 수 있다.

체지방량이 '20kg 후반'인 사람들에게 건조약을 '50g 후반대'로 쓰는 것은 부담스러울 수 있다.

체지방량이 '30kg 초반'인 사람들에게 건조약을 '60g 초반대'로 쓰는 것은 부담스러울 수 있다.

10 10첩 60봉으로 처방할 때 1첩당 그램(g)을 말한다.

체지방량이 '30kg 후반'인 사람들에게 건조약을 '60g 후반대'로 쓰는 것은 부담스러울 수 있다.

속쓰림이 심한 사람은 건조약이 38g을 초과하면 위장관의 자극으로 약을 받아들이기가 점점 힘들어진다.

체지방량이 '40kg 후반'인 사람들에게 보음약을 '20g 후반대'로 쓰는 것은 부담스러울 수 있다.

체지방량이 '40kg 초반'인 사람들에게 보음약을 '30g 초반대'로 쓰는 것은 부담스러울 수 있다.

체지방량이 '30kg 후반'인 사람들에게 보음약을 '30g 후반대'로 쓰는 것은 부담스러울 수 있다.

체지방량이 '30kg 초반'인 사람들에게 보음약을 '40g 초반대'로 쓰는 것은 부담스러울 수 있다.

체지방량이 '20kg 후반'인 사람들에게 보음약을 '40g 후반대'로 쓰는 것은 부담스러울 수 있다.

체지방량이 '20kg 초반'인 사람들에게 보음약을 '50g 초반대'로 쓰는 것은 부담스러울 수 있다.

체지방량이 '10kg 후반'인 사람들에게 보음약을 '50g 후반대'로 쓰는 것은 부담스러울 수 있다.

체지방량이 '10kg 초반'인 사람들에게 보음약을 '60g 초반대'로 쓰는 것은 부담스러울 수 있다.

체지방량이 '5~10kg'인 사람들에게 보음약을 '60g 후반대'로 쓰는 것은 부담스러울 수 있다.

만약 흡수에 가장 효율적인 '건조약/보음약'의 비율이 2:1이라고 계산되었는데 '건조약, 보음약'의 절대량을 봤을 때 그 사람이 받아들일 수 있는 건조약량이 40g, 보음약량이 30g이 최대라고 치자. 그렇다면 처방약을 '전체 건조약 40g, 전체 보음약 20g'으로 쓰면 용량으로 인한 부작용 걱정이 없는 범위에서 몸이 최대로 건조약과 보음약을 사용하게 된다.

만약 보음을 많이 하려고 하는 의도로 전체 보음약량을 60g을 넣거나 비율을 조금 더 보음약 쪽으로 높게 처방했다면 지나친 보음으로 인해 습담이 오히려 생기거나 약이 소화가 안 되는 등 용량으로 인한 부작용이 생길 수도 있다.

다만 이런 부작용 가능성을 감안하고 보음량을 늘려서 빠르게 보음을 하는 치료 사례들도 있다. 즉 건조약과 보음약량에 비율과 절대량으로 제한을 두는 건 용량으로 인한 부작용 걱정이 없게 하기 위함이지 결과 면에서 가장 효과가 빠른 방법이라고 단언할 수는 없다. 그러나 가장 안전하고 무난하게 효과를 보는 방법에 속한다고 할 수 있다.

도출된 '건조약/보음약' 비율에 맞게 썼는지 ⇨ 얼마나 흡수되는지
절대량의 한계치 내에서 사용했는지 ⇨ 흡수된 양 중 얼마나 사용되는지

따라서 비율도 맞고 절대량도 한계치 안에 다 들어오는 선에서 건조약, 보음약을 최대치로 올린다면 용량으로 인한 부작용 걱정없는 범위에서 몸이 최대로 약을 사용하게 된다.

(7) 참고사항

①인바디의 정확한 측정을 위해

• 식후 최소 2시간 뒤에 측정하며 측정 전에는 수분섭취도 하지 않는 것이 좋다.

• 화장실에 다녀온 후 측정한다.

• 한의원에서 인바디 측정할 때 착의할 얇은 환자복을 마련한다.

• 시계, 목걸이, 반지 등의 전류가 통할 수 있는 금속 장신구는 측정 시에 빼준다.

• 측정 전에 운동은 가능한 한 피한다.

• 월경 중에는 가능한 한 측정하지 않는다.

• 측정 전에 운동은 가능한 한 피한다.

• 발바닥이 건조해서 측정이 안되는 경우는 물티슈로 접착면을 닦아준다.

②증상 자체에 음허와 습이 함께 있다면?

증상들 중에는 피부질환같이 표부表部는 음허로 보이는데 리부裏部에는 습濕이 있어서 리부裏部를 치료하기 위해 얼마나 제습除濕을 할지 고민이 되는 경우가 많다. 이렇게 습濕과 음허陰虛가 섞여 있거나 애매할수록 필자는 앞서 설명한 건조약/보음약의 비율과 절대량을 정확히 맞춰서 처방해왔는데 결과는 효과적인 경우가 많았다. 제한을 둬서 보음은 보음대로, 거습은 거습대로 진행이 될 것이기 때문이다.

③표부表部의 치료에 있어서

표의 열이나 양허를 치료함에 있어선 표부만 치료하기도 하지만

‘기존에 환자가 가지고 있던 하복下腹의 양허와 흉열胸熱’의 치료 즉, 상청하온上淸下溫 치료와 함께했을 때 외감으로 인한 한, 열을 치료함에 더욱 안전하고 효과적인 경우가 많다. 또한 건조약과 보음약의 비율과 용량도 함께 맞춘다면 외감으로 인한 습사濕邪치료에도 도움이 된다.

10. 허실

열의 허실은 그 사람의 기의 세기로 구분된다. 여기서 말하는 기의 세기란 결국 성정性情을 뜻한다. 진찰을 할 때 환자가 의사의 눈을 계속 쳐다본다든지, 소심해 보이는지, 말을 함부로 하는 경향이 있는지, 옷차림새가 어떤지 등 많은 것으로 성정을 추측할 수 있다.

평소 추위를 타고 감기에 잘 걸리거나 맥관脈管이 흐물흐물 만져지는 것처럼 기허와 관련된 증상이 많이 있어도 그 사람의 눈빛이 강하고, 성정이 독해 보인다면 실열實熱에 쓰는 약재들을 사용할 수 있다. 평소 더위를 타고 시원한 것을 좋아하며 흉열胸熱이 많아 보여도 성정이 유약柔弱하다면 실열약實熱藥보다 허열약虛熱藥을 쓰는 것이 더 안전하다.

성정이 강해 보이는 환자가 추위를 탄다면 그건 기허氣虛보단 양허陽虛로 보고 치료해야 할 가능성이 크다. 또는 기허라 해도 생각보다 쉽게 치료되는 경향이 있다.

만약 몸의 전체 열胸熱이 (3)이라면 이를 '황련3'으로 채울 수도 있고, '시호12, 황금8, 치자8'로도 채울 수도 있다. 즉, 열의 전체 세기가 나왔을 때 이를 치료할 약으로 주로 허열에 쓰는 약재를 선택할 것인가, 실열에 쓰는 약재로 선택할 것인가는 흉열胸熱의 '세기'로 구분되는 것이 아니다. 혹자는 실열은 증상이 강하고 열이 세며 허열은 증상이 미약하다고 하는데 이는 그리 추천하지 않는 구별법이다.

허열임에도 열이 강한 증상이 나타날 수 있고, 실열임에도 생각보다 열이 강하지 않을 수 있다. 허열인데 열이 강하다면 허열에 해당하는 약을 그만큼 많이 쓰는 것으로 접근하는 것이 좋다. 실열인데 열이 미열微熱이라면 실열에 해당하는 약을 적게 쓰는 방법이 좋다.

실열에 쓰이는 대표적인 청열약재는 황련이다. 황련은 성정이 강해 보이는 환자에게 실열약으로서 사용한다. 하지만 성정이 유약한 환자에게도 화병엔 소량 쓰기도 한다. 황백, 황금은 허열, 실열에 모두 사용할 수 있다.

치자는 주로 실열에 쓴다고 되어 있지만 허열에 써도 상황만 맞는다면 크게 문제가 없어 보인다. 황백, 황금보다 청열력이 강한 편이지만 큰 차이 또한 없다고 본다. 용량으로서는 10첩을 60봉으로 처방할 때 한 첩당 8g을 넘어서면 소화에 상당히 지장을 줄 수 있다.

지모와 석고 또한 허열과 실열 구분없이 사용할 수 있다. 다만 허열에 조금 더 맞는 것으로 보인다. 실열이고 흉열胸熱이 크면 석고는 한 첩당 40g(10첩 60봉 처방)을 사용하기도 한다.

11. 소화

(1) 소화

소화불량의 원인은 기허氣虛, 음허陰虛, 습담濕痰 등 다양하지만 여기서 설명할 소화장애는 습담濕痰으로 인한 소화불량을 뜻한다.

체하거나 니글거리고 더부룩함, 구역감의 상당수가 상부 위장관의 습담과 연관이 된다.

소화기능이 떨어지는 환자는 건조약과 보음약의 비율을 맞췄음에도 소화에서 애를 먹는 경우가 있는데 이럴 때를 대비해서 장腸의 습담濕痰을 제거하여 소화를 돕는 몇 가지 본초들의 활용이 중요하다.

상부 위장관의 습담을 제거하여 소화를 돕는 대표적 본초[11]
⇨ 백출 창출 복령 진피 곽향 소엽 반하 생강 건강 산사 신곡 맥아[12]

위의 약재들을 사용하여 약의 소화를 돕게 된다. 만약 상부위장관의 문제로 소화가 상당히 힘든 사람이라면 소화 약재들의 양이 한 첩 안에 20~24g 정도가 되어야 약의 흡수에 무리가 없을 것이다. 상부 위장관의 소화불량 자체가 주소증이라면 제습除濕은 가능한 한 소화본초 위주로 사용하고 그 양은 24g 이상이 되는 것이 좋다. 평소

11 이후에는 상부 위장관의 습담을 제거하여 소화를 돕는 본초를 '소화본초'라 하겠다.

12 이 외에도 직접적으로 상부 위장관의 소화에 도움을 주는 본초들이 많이 있다. 한의사의 개인 스타일대로 용량과 비율에만 맞춰서 사용하면 무리 없을 것이다.

어느 정도 속쓰림이 있는 사람은 건조약 42g 이상은 주의한다. 특히 반하, 건강, 육계, 세신과 같이 소화기를 자극할 수 있는 약을 과량 쓰지 않게 노력한다.

음식을 먹을 때 속쓰림이 심한 사람은 가능한 한 건조약을 38g 이하로 쓰도록 한다. 이런 사람들의 상부위장관 습담을 치료할 때는 복령, 진피, 소엽처럼 소화계통에 자극을 덜 주는 소화본초의 비중을 높여 쓰는 것이 좋다. 약이 아무리 잘 맞더라도 복용하는데 속쓰림이나 소화불량이 나타난다면 한 달의 긴 기간 동안 복용하기가 어려워지고 결국 치료가 제대로 안 되고 끝나고 말 수 있다. 소화의 중요성을 간과하지 않고 신경 써주는 것이 장복에 굉장히 중요한 부분이라 생각된다.

(2) 물량, 약량

약재의 양은 10첩 60봉을 기준으로 했을 때 한 첩의 약재량이 120g 이하인 것이 가장 좋다. 총 120g을 초과하면 약재가 골고루 물이 닿지 않아서 원하는 약효를 얻기가 힘들 수 있다.[13]

한 첩의 양을 계산할 때는 보통 약재들은 그대로 그램(g)수를 더하면 되지만 생지황은 안에 수분이 많아서 부피에 비해 무게가 무겁다. 따라서 생지황은 첩당 그램(g)수를 4로 나눠서 전체 첩약의 무게에 포함시킨다.

약재의 수는 한의사의 스타일에 따라 정하면 될 것이다. 필자는 가

13 이 내용은 총통의학회에서 정리된 내용으로 필자 또한 이런 식의 처방을 해왔다. 한 달 치의 약을 탕전할 때 치료효과 유무에 있어서 상당히 중요한 요소이므로 꼭 따르는 것이 좋다.

능한 한 20개 이하로 사용하려고 노력한다. 성인 환자에게 한 봉의 부피는 120~130ml 정도로 한다.

물의 양

(1) 약재의 전체 무게(g)의 1배 혹은 1.2배만큼의 물의 양(cc)

+

(2) '한 봉의 부피(ml)×총 봉수'만큼의 물의 양(cc)

+

(3) 대략적인 물 증발량 1,000cc(3시간 탕전)

이러한 공식으로 ①~③을 합한 양을 탕전에 필요한 물의 양으로 보면 무리가 없다.

예를 들어 약재 전체의 무게가 1kg이고, 한 봉이 130ml이라면

(1) 1,200cc

(2) 130×60봉=7,800cc

(3) 1,000cc

이렇게 되므로 총 물량은 10,000cc(1,200 + 7,800 + 1,000)로 한다.

12. 장부선택

성정은 특정 방향으로의 지속적인 에너지 치우침이라 할 수 있고, 이는 평생 동안 몸에 영향을 주어서 특정 병리를 나타나게 한다. 이 병리를 변증하면 '心·肺·脾의 氣虛, 肝熱, 腎精虛, 膽鬱'로 병리종류가 나뉘게 된다. 즉, 사람마다 성정이 다르고, 이는 그 사람의 체질적이고 뿌리 깊은 오장五臟병리를 만들게 되는데 그 병리는 '心·肺·脾의 氣虛, 肝熱, 腎精虛, 膽鬱'로 장부변증되는 것이다.

심心·폐肺·비脾의 기허는 결국 기허이고, 간열은 음허, 혈허와 이어지며 신정허와 담울은 정허와 밀접하다고 봤을 때 사람은 성정에 따라 기허, 양허, 음허, 혈허, 정허 중 하나 이상을 뿌리 깊게 가지고 태어난다고 볼 수 있겠다.

성정으로 인해 나타나는 이러한 병리를 앞으로 '뿌리병리'라 칭하겠다. '뿌리병리'는 사람에 따라 한두 가지로 정해져 있지만 '뿌리병리'가 무엇이든 간에 사람은 어떤 병리든 유전적·후천적으로 가질 수가 있다. 즉, 간열이 '뿌리병리'인 사람도 폐기허, 위습 등 모든 병리가 나타날 수 있음은 당연하다. 다만 후천적인 병리들을 악화시키는 근본에는 '뿌리병리'가 연관되어 있는 경우가 많다.

누구나 품부받은 성정이 있고 이는 유전적인 부분과는 조금 다르다고 본다. 성정으로부터 인상과 목소리, 말과 행동이 나오기 때문에 망진, 문진의 많은 부분이 결국 성정을 파악하기 위함과 관련이 있다고 할 수 있다.

다음으로는 각각의 '뿌리병리'와 성정의 관계를 알아보자.

(1) 뿌리병리

①폐기허, 심기허, 비기허

상담 시 눈을 잘 맞추지 못한다. 눈매가 날카롭지 못하고 눈빛이 강하지 않다. 목소리가 작은 경우도 꽤 있고, 말을 길게, 많이 하지는 않는 편이다. 또한 남이 부담스러워할 만한 행동과 말은 쉽게 하지 못한다. 예의가 바른 편이다. 선비 같은 느낌이나 소심한 것이 많이 보이는 사람은 선천적으로 기허인 경우가 많고, 이는 선천적으로 심이나 폐, 비의 기허를 가지고 있는 것으로 이어진다.

이와 함께 주로 폐의 경우는 중부, 심장의 경우는 전중이나 거궐, 비의 경우는 거궐에 압통을 가지고 있는 경우가 많다.[14] 또한 각 장부에 해당하는 증상들을 가진다.

• 심기허는 정신적으로 분노보다는 불안하고 걱정이 많으며 잘 놀란다. 마음이 떠 있는 느낌이다. 분노 또한 그리 독하지 않다.

• 폐기허는 호흡기의 문제가 많다. 진지한 경우가 많고, 농담 같은 가벼운 말은 잘 하지 않는 편이다.

• 비기허는 소화 및 식욕 관련 문제들이 잘 나타난다.

예를 들어 이런 환자들이 신장의 증상을 호소할 경우 '뿌리병리'인 폐, 심, 비의 기허와 같이 치료했을 때 치료가 더 잘되는 경우가 많이 있기 때문에 치료에 있어서 '뿌리병리'의 파악은 매우 중요하다.

---

14 복진과 장부의 연관성은 《총통침법 중급편》(이치웅 저)의 내용을 참고하였다.

②간열

목소리가 크거나 남이 부담스러워할 만한 말을 주저 없이 할 수 있다. 오지랖이 넓을 수 있다. 말을 조급하게 하는 경우가 많고, 행동 또한 급한 편이다. 예민해서 화나 짜증이 많을 수 있는데 그 감정들이 상대방에게 상당히 강하게, 긴장되게 느껴진다.

눈매가 날카롭거나 눈빛이 약하지 않다. 화려한 것을 좋아하는 편이고, 화장이 진하고 눈에 띄는 옷 색을 자주 입는다. 남의 눈에 띄는 것을 즐긴다. 완벽주의 경향이 많다. 예의 바른 사람일 경우는 가깝고 편안한 사람을 대할 때 본 성정이 나오는 경우가 많다. 좋은 면으로는 사리 분별을 잘하고 상황판단을 잘하는 사람이 많다. 이와 함께 아랫배에 압통이 있는 경우가 많고 간과 연관된 증상들을 가진다.

③신정허

대화의 흐름에서 문맥에 맞지 않는 말을 하거나 쓸데없는 말들을 많이 한다, 동문서답을 잘하고 눈치가 느린 편이며 빠릿하지 못한 경우가 많다. 이렇게 하면 다른 사람이 어떻게 생각할까, 어떤 결과가 나타날까에 대한 눈치가 부족하다. 사리 분별이나 상황판단에 약한 사람들이 많다. 성정은 부드럽고 좋으나 이해력이 부족한 편이라고 할 수 있다.

신정허가 '뿌리병리'일 경우 신수에 압통이 있는 경우가 많고, 몸의 움직임이 뻣뻣한 느낌을 가진 경우가 많으며, 정허와 관련된 관절의 문제나 이명, 비문증 등의 증상을 가지고 있는 경우가 많다.

④담울膽鬱

몸과 마음이 슬픔으로 잘 쳐지고 무거우며 목소리 역시 우울하고 낮다. 화가 폭발하기도 하지만 분노나 짜증보다는 우울감이 외적으로 두드러지게 느껴진다. 어두우면서 상대적으로 의욕적이지 못한 경우가 많다. 장애물이 나타났을 때 쉽게 포기하는 경향이 있다.

담의 약화가 성정에서 이어졌으면 흉협이 막혀 있거나 압통이 있는 경우가 많고, 우울증, 불면 등의 신경·정신적 계통 문제가 만연해 있다.

참고

• 누구나 '뿌리병리'가 있다. 보통 성정, 눈빛, 말과 행동에서 보이기 마련이다. 근본변증이 신정허인데 평소 위장습으로 인한 소화불량을 호소하고 있다면 위장습을 제거하는 것 외에도 신정허를 보충하면 소화가 좋아질 수도 있을 만큼 근본변증은 여러 증상들의 뿌리가 될 수 있다.

• 뿌리 병리에 대한 침치료는?

간경, 심경, 비경, 폐경, 신경, 담경의 혈穴을 이용하고, 그중 필자는 특히 오행혈을 주로 이용한다.

제2장

치험례

이번 장의 치험례에서는 한열의 치료를 위해 쓰인 약의 종류 및 용량, 건조약/보음약의 비율과 절대량을 처방에서 어떻게 맞췄는지, 소화본초는 각각의 상황에서 어느 정도 용량을 사용했는지에 중점을 두고 치험례를 보아야 한다. 어떻게 변증했는지나 특정 질환에 필요한 본초의 종류와 용량을 설명하는 것은 이 책의 주요 목표가 아니다.

필자는 처방의 단위를 10첩 60봉으로 써왔다. 즉, 한 달 복용을 기준으로 했다. 만약 환자가 2주 동안 복용을 잘 해오다가 3주째에 약으로 인한 소화불량이나 부작용을 호소하면 그 약은 한 달 복용에 적합하지 않은 약이 된다. 이렇게 한 달 동안 안전하게 복용 및 효과 내는 것을 목표로 하여 각 약의 용량과 비율을 사용했다는 것을 감안하여 봐주길 바란다.

케이스 1

60대女, 체중 67.7kg, 골격근량 20.4kg, 체지방량 29.5kg

【주소증】 두통(전면부와 후면부의 전반적인 통증. 1년 됨), 현훈(오후에 생기는 현훈으로 서 있기가 힘듦. 두통이 나타나면서 같이 생긴 것으로 1년 됨)

【뿌리병리】 간열로 예측

【가슴의 열】 (4.5)

【하복의 양허】 백태로 보아 아랫배를 데우는 최대 용량은 '8 8'

더위를 타고, 시원한 물을 마시는 걸 선호한다.

【복진】 하복의 경결 및 압통, 심하부 압통, 중완과 천추의 압통, 좌우의 늑골하부위 압통

【제반증상】 상체로의 상열감, 불안초조

【소화력】 양호

【병리해석】 간열로 인해 두통과 현훈이 나타났으며 아랫배의 어혈과 대장의 습, 흉곽의 긴장과 막힘은 간열이 더욱 위로 오르게 하는 요인이 된다.

【치료방향】 간열을 내리며 가슴의 긴장을 풀고 대장의 습과 아랫배의 어혈을 내보낸다.

처방의 구성과정

• 주요 병인 장부는 '뿌리장부'와 일치하게 간肝으로 정했다.

• 소화: 체기나 소화불량은 없으므로 소화본초의 용량에 대한 고려는 크게 하지 않았다. 처방이 완성된 후 확인하니 소화본초는 총 24g

으로 많이 쓰게 되었다.

- '건조약/보음약'의 비율:

  '체지방량/골격근량'=1.45

  '건조약/보음약'='체지방량/골격근량'×1.26=1.8

- 건조약, 보음약의 절대량:

체지방량이 20kg 후반이므로 보음약을 '40g 후반대'로 쓰는 것은 부담스러울 수 있다.

그리고 건조약은 '50g 후반대'로 쓰는 것은 부담스러울 수 있다.

- 가슴의 열: (4.5)로 추측되었다.

다만 평소 바람을 쐬는 것을 싫어하고 감기에 자주 걸려서 더울 때도 목에 목도리를 한 것으로 보아 기허도 크다고 보고 −2를 해줬다. 보기補氣에 대한 고려는 하지 않았다. 이 상황에선 청열淸熱세기(−2.5)가 최대치가 되므로 청열약 (−2.5)로 맞춰주었다.

가슴이 막혀 있고 성격이 억센 편이며 시원한 물을 마시는 걸 선호할 정도로 裏熱이 모여 있으므로 실열에 쓰이는 황련을 고려했다. 하지만 가슴이 뭉친 위치가 좌우늑골하 부위이기 때문에 시호와 황금도 같이 쓰게 되었다. 결론적으로 '시호8, 황금(고금)8, 황련1'로 (−2.5) 정도에 가깝게 구성했다.

- 하복의 양허: 백태로 보아 아랫배를 데우는 최대 용량은 +'8 8'이나 가슴의 열을 고려하여 2단계를 빼주고, 흉협이 많이 막혀 있으므로 1단계를 빼줬다. 그리고 청열약을 필요한 만큼 다 쓰니 1단계를 올려줘서 총 2단계를 줄인 결과 +'4 8'이 되었다. 사용해야 할 건조약들이 많아서 +'4'로 맞췄다.

상복부와 하복부 중 하복부의 온양에 좀더 집중하기 위해 육계를 선택하고 싶었다. 하지만 심하부와 중완부위의 습담제거에 조금 더 도움이 되기 위해 생강을 선택했다. 따라서 '부자4, 생강4'로 쓰게 되었다.

【처방】 생지황20, 적작약12, 당귀6, 의이인20, 백출8, 진피4, 대황4, 반하(강제)8, 부자(포)4, 생강4, 시호8, 황금(고금)8, 황련1, 천마8, 만형자4[15]

1첩의 무게는 104g

10첩 60봉

보음약은 총 28g을 사용하였다.

건조약은 총 52g을 사용하였다.

【결과】 두 달 동안 복용 결과 두통 80%, 어지러움 50%가 감소하였다.

15 처방 안의 본초 선택은 한의사 각자의 스타일 대로 하면 된다. 다만 건조약과 조습약의 비율과 약량, 청열과 보양의 세기, 소화본초의 양의 틀 안에서 처방하는 것이 좋다.

케이스2

60대女, 체중 49.6kg, 골격근량 16.6kg, 체지방량 18.1kg

【주소증】 안구건조, 끈적한 눈물(5년 정도 전부터 나타나고, 가을, 겨울철에 심해진다)

【뿌리병리】 신정허로 예측

【가슴의 열】 (4)

【하복의 양허】 백색의 작은 융기들로 보아 아랫배를 데우는 최대 용량은 '8 8'

추위를 타고 따뜻한 물을 마시는 것을 선호한다.

【복진】 전중, 좌측 늑골하부위, 중완, 경문의 압통

【제반증상】 膝痛, 腰痛, 不眠

소화는 잘되고 대·소변에 이상 없다.

【병리해석】 신장의 음허陰虛, 정허精虛로 인한 안구건조. 또한 신열腎熱로 인한 조습담燥濕痰으로 인해 끈적한 눈물이 나오고 까끌까끌한 느낌이 있다.

【치료방향】 신장을 보음補陰, 보정補精시키며 열을 내린다.

처방의 구성과정

• 주요 병인 장부는 뿌리장부와 일치하게 신腎으로 정했다.

• 소화: 체기나 소화불량은 없으므로 소화본초의 용량에 대한 고려는 크게 하지 않았다. 처방이 완성된 후 확인하니 첫 번째 처방에선 소화본초를 사용하지 않았고, 두 번째 처방에선 소화본초를 24g으로

많이 사용하게 되었다.

• '건조약/보음약'의 비율:

'체지방량/골격근량'=1.09

'건조약/보음약'='체지방량/골격근량'×1.26=1.37

• 건조약, 보음약의 절대량:

체지방량이 10kg 후반이므로 보음약을 '50g 후반대'로 쓰는 것은 부담스러울 수 있다.

그리고 건조약을 '40g 후반대'로 쓰는 것은 부담스러울 수 있다.

• 가슴의 열: (4)로 추측되었다.

다만 기허와 관련된 맥상이 있었고, 성정이 강하지 못하므로 기허가 약간 있다고 보고 −1.

補氣에 대한 고려는 하지 않았다. 이 상황에선 청열淸熱세기 (−3)이 최대치가 되므로 청열약(−3)으로 맞추었다.

신장의 열을 직접 내리는 '지모8, 황백8'을 넣었고, 가슴의 열을 내릴 '시호6, 황금(고금)4'을 하여 '지모8, 황백8, 시호6, 황금(고금)4'로 (−3)을 맞추었다.

• 하복의 양허: 백태와 설색에서 양허가 많이 보이진 않으나 혀에 백색융기가 있으므로 아랫배의 양허는 '8 8'이라고 보았다.

가슴의 열을 고려하여 2단계를 빼주고, 가슴이 많이 막혀 있으므로 1단계를 빼줬다. 그리고 청열약을 필요한 만큼 다 쓰니 1단계를 올려줘서 총 2단계를 줄인 결과 +'4 8'이 되었다. 주소증이 열증이므로 혹여 보양에서 부작용이 나타날 가능성을 미리 차단하기 위해 +'부자4, 육계4'로 간단하게 넣었다.

【처방①】 구기자12, 숙지황12, 녹용8, 산약6, 산수유4, 결명자8, 지모8, 황백8, 시호6, 황금(고금)4, 박하4, 부자(포)4, 육계4

1첩의 무게는 88g

10첩 60봉

보음약은 총 54g을 사용하였다.

건조약은 총 8g을 사용하였다.

처방①은 보음약량 54g, 건조약량 8g으로 '건조약/보음약'비율이 0.14이다. 이는 보음과 건조약의 쓸 수 있는 제한량 안에는 들어가나 비율이 1.37과는 거리가 먼 0.14이다. 소화기능이 상당히 좋은 부분을 생각하고 약을 상당히 보음 쪽으로 쓴 비율이다.

처방①의 결과 다행히 흡수가 잘되어 복용 후 1~2주 눈의 건조감이 많이 줄었다. 다만 눈에서 끈적한 눈물이 더 많아진 느낌으로 손이 계속 가신다고 하였다.

【처방②】 구기자12, 진피12, 백출8, 숙지황6, 산약4, 산수유4, 향부자8, 자소엽4, 부자(포)4, 육계4, 후박4, 지모8, 황백8, 시호6, 황금(고금)4, 박하4

1첩의 무게는 100g

10첩 60봉

보음약은 총 32g을 사용하였다.

건조약은 총 44g을 사용하였다.

처방②는 보음약량과 건조약량을 비율 1.37에 맞추었고 쓸 수 있는 제한량에 맞게 처방했다.

처방②의 결과로 눈물이 많이 사라졌으며 안구건조감은 이제 잘 느꺼지지 않는다고 하였다.

처방①과 처방②를 통해 비율에 맞춰 쓰는 것이 속도는 느릴 수 있으나 부작용 없이 쓸 수 있는 중요한 방법이라는 것을 알 수 있다.

케이스3

30대男, 체중 70kg, 골격근량 26.5kg, 체지방량 23.7kg

【주소증】 심장의 잦은 기외수축(1년)(피로할 때나 열을 가까이하면 심해진다)

【뿌리병리】 폐기허, 심기허로 예측

【가슴의 열】 (4.5)

【하복의 양허】 '8 8'

추위를 타고, 시원한 물을 선호

【복진】 전중압통, 우측 늑골하부위 압통, 중완 부근의 압통, 경문압통, 하복냉감이 뚜렷하다.

【제반증상】 가슴이 답답하다, 책을 읽을 때 같이 무언가에 집중하려고 하면 숨이 잘 안 쉬어진다. 하루에 한 번 정도 눈이 빠질 것 같은 느낌이 든다. 감기에 잘 걸린다.

【소화력】 잦은 체기, 역류가 심해서 먹고 눕지 못함. 속쓰림 때문에 매운 음식을 먹지 못한다.

【치료방향】 심장의 추동력을 높여주고, 아랫배의 양허를 보충하여 심양허心陽虛를 보한다.

처방의 구성과정

- 주요 병인 장부는 뿌리장부와 일치하게 심心으로 정했다.
- 소화: 잦은 체기와 소화불량이 있으므로 소화본초를 16g 이상으로 계획.

• '건조약/보음약'의 비율:

'체지방량/골격근량'=0.9

'건조약/보음약'='체지방량/골격근량'×1.26=1.1

• 건조약, 보음약의 절대량:

체지방량이 20kg 초반이므로 보음약을 '50g 초반대'로 쓰는 것은 부담스러울 수 있다. 그리고 건조약을 '50g 초반대'로 쓰는 것은 부담스러울 수 있다.

• 가슴의 열: (4.5)로 추측되었다.

다만 기허가 뚜렷하여 −2가 필요하다. 補氣는 '황기12, 감초6, 백출6'으로 어느 정도 고려하였다. 다만 충분치 않다고 판단되어 +1 보상이 아닌 +0.5 보상으로 계산하였다. 이 상황에선 청열清熱세기 (−3)이 최대치가 되므로 청열약 (−3)으로 맞추었다. 성정이 약하기 때문에 황련은 쓰기 힘들어 보였고 '시호12, 황금(고금)8, 석고8'로 (−3) 가까이하였다.

• 하복의 양허: 아랫배의 양허는 '8 8'이라고 보았다. 가슴의 열을 고려하여 2단계를 빼주고, 가슴이 많이 막혀 있으므로 1단계를 빼줬다. 그리고 청열약을 필요한 만큼 다 쓰니 1단계를 올려줘서 총 2단계를 줄인 결과 +'4 8'이 되었다. 간단히 +'부자4, 생강4'로 넣었다. 심장의 양기에 도움을 주기 위해 육계보단 생강을 선택하였다.

【처방①】 건지황18, 녹용8, 대조4, 감초6, 향부자8, 적복령8, 진피8, 석고8, 백출6, 생강4, 소엽4, 부자(포)4, 황기12, 시호12, 황금(고금)8

1첩의 무게는 118g

10첩 60봉

보음약은 총 36g을 사용하였다.

건조약은 총 42g을 사용하였다.

속쓰림이 있으므로 건조약을 42g 이하로 해주는 것을 고려한 결과다.

처방①의 결과 몸의 컨디션이 많이 올라가고 기외수축을 느끼는 정도가 감소되었다. 책을 어느 정도 읽을 수 있지만 아직은 힘들다.

이 환자분은 이후 약 1년 동안 꾸준히 한약을 복용하셨다. 중간중간 약이 바뀌었는데 특징적인 결과들을 보면 다음과 같다.

(1) 부자를 빼서 처방했을 때 처방의 효과가 현저히 떨어진 느낌이 었다.

(2) 부자를 6g으로 증량했을 때 오히려 가슴이 답답하고 열이 올라서 약을 못 드시게 되었다.

그래서 한 번은 이분께 처방②를 드렸다.

【처방②】 건지황18, 대조6, 감초6, 향부자8, 백출8, 적복령8, 진피8, 후박6, 생강4, 부자(포)4, 황기12, 석고12, 시호12, 황금(고금)8

1첩의 무게는 120g

10첩 60봉

이렇게 했었는데, 이 처방의 건조약/보음약의 비율=46g/30g으로 1.5 정도이다. 이 처방은 복용 1주 정도 후에 "약을 먹으면 소화가 더 안 되고 구토가 나오려 한다."라고 하면서 힘들어하셔서 복용을 중단하게 되었다.

예전의 효과가 잘 났던 처방과 비교하면 본초의 종류가 거의 유사하고, 부자의 용량이 동일한 걸 감안했을 때 건조약/보음약의 비율이

1.1이 아니라 1.5로 맞춘 것이 문제가 된 것으로 보인다. 이처럼 약의 비율은 처방에 있어서 굉장히 중요한 요소이다.

케이스4

30대男, 체중 60kg, 골격근량 24.5kg, 체지방량 14.2kg

【주소증】 과민성 대장증후군(5년 이상 되었으나 최근에 심해짐. 배가 자주 여러 군데 아파지고, 복통이 심할 땐 걷기도 힘들다).

【뿌리병리】 간열로 예측

【가슴의 열】 (3.5)

【하복의 양허】 '8 8'

추위와 더위를 모두 타고, 따뜻한 물을 선호

【복진】 양쪽 천추와 하복의 압통

【제반증상】 다리가 잘 때 많이 저리다. 일어날 때 어지럽다, 잦은 두통, 입마름.

【소화력】 자주 더부룩하다.

【치료방향】 뿌리병리인 간열을 내리고, 간의 보음을 통해 대장의 점막을 영양하고 진정시킨다.

처방의 구성과정

• 주요 병인 장부는 대장이며 뿌리병리인 간열과 간음허가 영향을 주고 있다고 보았다.

• 소화: 잦은 체기의 소화불량이 있으므로 소화본초를 20g 이상으로 계획.

• '건조약/보음약'의 비율:
'체지방량/골격근량'=0.57

'건조약/보음약'='체지방량/골격근량'×1.26=0.7

• 건조약, 보음약의 절대량:

체지방량이 10kg 초반이므로 보음약을 '60g 초반대'로 쓰는 것은 부담스러울 수 있다. 그리고 건조약을 '40g 초반대'로 쓰는 것은 부담스러울 수 있다.

• 가슴의 열: (3.5)로 추측되었다.

다만 기허와 관련된 맥상이 어느 정도 있으므로 −1. 보기補氣는 거의 고려하지 못했다. 이 상황에선 청열淸熱세기 (2.5)가 최대치가 되므로 청열약 (−2.5)로 맞추었다. 장腸에 대한 자극을 최대한 피하기 위해 청열약을 부드럽게 순한 약들로 사용하였다. '석고16 황금8'로 선택.

• 하복의 양허: 아랫배의 양허는 '8 8'이라고 보았다. 가슴의 열을 고려하여 2단계를 빼주고, 그리고 청열약을 필요한 만큼 다 쓰니 1단계를 올려줘서 총 1단계를 줄인 결과 +'6 8'이 되었다. 생강이나 육계가 대장의 점막을 자극할 가능성을 없애기 위해 부자만 사용하였다. '부자6'.

【처방】

생지황16, 적작약12, 감초(초)8, 산약12, 백출6, 적복령6, 부자6, 후박6, 지실4, 석고16, 황금(1년)8, 용골8

1첩의 무게는 96g

10첩 60봉

보음약은 총 40g을 사용하였다.

건조약은 총 28g을 사용하였다.

체지방량이 10kg 초반이므로 보음약이나 건조약을 더 많이 사용할 수도 있었지만 소화상태가 좋지 않았고, 예민한 장腸에 부담을 덜 주기 위해 처음에는 약재의 양을 적게 하여 치료를 시작했다.

처방의 결과, 복통이 80% 줄었다. 이후 연복.

케이스5

80대女, 체중 45.5kg, 골격근량 18.3kg, 체지방량 10.2kg

【주소증】 과민성 대장증후군(배가 부글부글 끓는 느낌으로 주무시기가 힘들다)

【뿌리병리】 비기허로 예측

【가슴의 열】 (4.5)

【하복의 양허】 '8 8'

추위를 타고, 따뜻한 물을 선호

【복진】 전중압통, 우측 늑골하 압통, 하복 압통

【제반증상】 식욕저하, 다리에 힘이 떨어진다, 숨이 차다, 불면

【소화력】 더부룩한 느낌은 없다. 하루 3끼 드신다(한 끼당 반 공기). 대변은 하루 1~3번으로 불규칙하다.

【치료방향】 뿌리 병리가 비기허이므로 비의 운화를 도우며 비열脾熱을 내려서 대장의 점막을 안정시키고 가스를 배출한다.

처방의 구성과정

- 비열을 내리고 대장 점막을 안정시킨다.
- 소화: 비, 대장의 문제이므로 소화본초들을 많이 쓰게 될 것이다.
- '건조약/보음약'의 비율:

  '체지방량/골격근량'=0.55

  '건조약/보음약'='체지방량/골격근량'×1.26=약 0.7
- 건조약, 보음약의 절대량:

체지방량이 10kg 초반이므로 보음약을 '60g 초반대'로 사용하는 것은 부담스러울 수 있다. 또한 건조약을 '40g 초반대'로 쓰는 것은 부담스러울 수 있다.

• 가슴의 열: (4.5)로 추측. 비기허가 크기 때문에 －2. 비기허에 대한 보충을 인삼8로 하지만 충분치는 않으므로 + 0.5보상. 이 상황에선 청열清熱세기가 (－3)이 최대치가 되므로 청열약(－3)으로 맞추었다. 청열약은 '석고20 황금8'로 대략 (－3)를 맞추었다(성정이 약한 비기허가 뿌리병리이므로 실열에 사용하는 청열약들은 쓰지 않았다).

• 하복의 양허: 백태로 보아 아랫배의 양허는 '8 8'로 보았다.가슴의 열을 고려하여 2단계를 빼주었다. 청열약을 최대한 써줬기 때문에 보상으로 1단계를 올려줘서 총 1단계를 줄인 결과 +'6 8'이 되었다. 생강이나 육계는 대장의 점막을 자극할 가능성이 있으므로 '부자6'만 사용하였다.

【처방】

산약24, 석고20, 연자육8, 용골8, 인삼8, 감초8, 백출6, 적복령6, 후박6, 대복피4, 부자6, 황금8

보음약은 총 40g을 사용하였다.

건조약은 총 28g을 사용하였다.

체지방량이 10kg 초반이므로 보음약이나 건조약을 더 많이 사용할 수도 있었지만 예민한 장腸에 부담을 덜 주기 위해 처음에는 약재의 양을 적게 하여 치료를 시작했다.

처방의 결과, 한 달 복용결과 속이 끓는 느낌이 많이 좋아져서 잠을 잘 주무신다. 가스(gas)는 아직 많이 있다.

케이스6

60대女, 체중 55.6kg, 골격근량 19.9kg, 체지방량 18.3kg

【주소증】 아래허리가 뻐근하고 묵직하다(척추관 협착증). 하루에 수차례 허벅다리부터 발목까지 땅기고 저리다.

【뿌리병리】 신정허로 예측

【가슴의 열】 (4)

【하복의 양허】 '8 8'

더위를 타고, 미지근한 물을 선호

【복진】 경문 압통, 좌우측 늑골하부위 압통, 심하부 압통, 하복의 압통과 냉감冷感

【제반증상】 상열감, 최근 심계와 불면이 심하다.

【소화력】 양호

【치료방향】 가슴의 열과 흉곽의 막힘이 심해지며 아랫배로 양기가 잘 내려가지 못하고, 그로 인한 신양허腎陽虛와 신정허腎精虛로 인해 허리의 협착 및 통증이 심해지고 있다고 보고 치료.

처방의 구성과정

- 주요 병인 장부는 간肝과 신腎으로 하였다.
- 소화: 소화력이 양호하나 흉곽주위가 막혀 있어서 소화본초를 약간 고려하였다.
- '건조약/보음약'의 비율:
  '체지방량/골격근량'=약 0.9

'건조약/보음약'='체지방량/골격근량'×1.26=약 1.2

• 건조약, 보음약의 절대량:

체지방량이 10kg 후반이므로 보음약을 '50g 후반대'로 쓰는 것은 부담스러울 수 있다. 또한 건조약을 40g 후반대로 쓰는 것은 부담스러울 수 있다.

• 가슴의 열: (4)로 추측되었다.

다만 바람을 쐬기 싫어하는 등 약간의 기허를 고려하여 -1. 補氣에 대한 고려는 하지 않았다. 이 상황에선 청열淸熱세기 (-3)이 최대치가 되므로 청열약 (-3)으로 맞추었다. 가슴의 열이 아랫배의 양허로 이어지는 상황으로 보이므로 가슴을 풀어주기 위해 '시호12 황금8 치자6'으로 (-3) 가까이하였다.

• 하복의 양허: 아랫배의 양허는 '8 8'이라고 보았다. 가슴의 열을 고려하여 2단계를 빼주고, 가슴이 많이 막혀 있으므로 1단계를 빼줬다. 그리고 청열약을 필요한 만큼 다 쓰니 1단계를 올려줘서 총 2단계를 줄인 결과 +'4 8'이 되었다. 간단히 +'부자4 육계4'로 넣었다. 하복부를 온양에 집중하기 위해 생강보다는 육계를 사용하였다.

【처방】

적작약12, 목과8, 두충8, 반하(강제)8, 녹용8, 적복령6, 진피6, 백출4, 부자(포)4, 육계4, 오가피4, 해동피4, 독활4, 우슬8, 시호12, 황금(고금)8, 치자6

1첩의 무게는 114g

10첩 60봉

보음약은 총 36g을 사용하였다.

건조약은 총 44g을 사용하였다.

처방을 한 달간 복용한 결과, 피로와 함께 허리의 통증이 40% 줄어들었다.

케이스7

80대女, 체중 50.8kg, 골격근량 19.0kg, 체지방량 15.8kg

【주소증】 기력저하(최근 3개월 정도 심하다)

【뿌리병리】 간열로 예측

【가슴의 열】 (3.5)

【하복의 양허】 설색을 보아 아랫배를 데우는 최대 용량은 '12 12'

추위를 타고, 차가운 물을 마시면 설사

【복진】 전중압통, 우측 늑골하부위 압통, 左중부압통, 중완 부근의 압통

【제반증상】 매핵기(끈적하고 조그마한 것이 목에 걸려 있는 느낌. 1년 전부터 나타남), 요통, 하지 저림, 잦은 하지경련, 안구건조, 가끔 나타나는 심계

【소화력】 소화불량이 심하고 밥 한 공기를 한 번에 드시면 상당히 더부룩하다. 속쓰림이 심하고 매운 것은 못 먹는다.

【치료방향】 혈허, 음허 증상이 많이 보인다. 심장이 약한 부분도 보이지만 근육과 연관된 증상들이 많고, 정도 또한 심하며 뿌리병리가 간열로 추측되므로 간음혈허를 보충하는 방향으로 들어간다.

처방의 구성과정

- 주요 병인 장부는 뿌리장부와 일치하게 간肝으로 정했다.
- 소화: 평소 소화불량이 심하므로 28g으로 소화본초들을 충분히 넣었다.

• '건조약/보음약'의 비율:

'체지방량/골격근량'=약 0.83

'건조약/보음약'='체지방량/골격근량'×1.26=약 1.04

• 건조약, 보음약의 절대량:

체지방량이 10kg 중후반이므로 보음약을 '50g 후반대'로 쓰는 것은 부담스러울 수 있다. 또한 건조약을 '40g 후반대'로 쓰는 것도 부담스러울 수 있다. 속쓰림이 심하므로 건조약을 42g 이하로 쓰기 위해 노력했다.

• 가슴의 열: (3.5)로 추측되었다. 다만 기허와 관련된 맥상이 있고, 목소리가 작고 밥맛이 없는 것을 보아 기허도 심할 것으로 예상되어서 −2. 보기補氣에 대한 고려는 하지 않았다. 이 상황에선 청열淸熱세기 (−1.5)가 최대치가 되므로 청열약 (−1.5)로 맞추었다. 청열약은 '석고8 황금(고금)8'로 (−1.5) 정도로 맞추었다.

• 하복의 양허: 혀 가변의 설색으로 보아 아랫배의 양허는 '12 12'로 보았다. 가슴의 열을 고려하여 2단계를 빼주고, 가슴이 많이 막혀있으므로 1단계를 빼줬다. 그리고 청열약을 필요한 만큼 다 쓰니 1단계를 올려줘서 총 2단계를 줄인 결과 +'6 12'가 되었다. 소화불량을 위해 육계보단 생강을 사용하였고, 속쓰림이 상당히 심해서 생강을 4g만 넣었다. 결국 보양을 위해 '부자6g 생강4g'을 넣게 되었다.

【처방①】

숙지황4, 생지황16, 진피16, 적작약12, 당귀6, 녹용8, 부자(포)6, 백출8, 후박8, 생강4, 석고8, 황금(고금)8

1첩의 무게는 92g

10첩 60봉

보음약은 총 42g을 사용하였다.

건조약은 총 42g을 사용하였다.

이 처방은 건조약과 보음약의 비율이 1:1이다. 또한 절대량은 건조약 42g, 보음약 42g이다. 보음약을 조금 더 늘리고 싶었으나 속쓰림이 심하기 때문에 건조약 42g을 넘지 않으려 했고, 1:1 정도의 비율을 유지해야 하므로 42g:42g으로 사용하게 되었다.

처방의 결과, 복용 3주 정도부터는 피로가 좋아지는 느낌이라 하셨다. 한 달의 치료결과 피로는 30% 정도 좋아졌고, 기력과 더불어서 목에 끈적한 것이 걸려 있는 느낌이 없어졌다고 하셨다.

【처방②】

진피16, 오가피8, 호도인8, 백출8, 우슬8, 숙지황6, 산약6, 산수유6, 두충6, 목과4, 지모6, 황백8, 부자(포)6, 생강4

이 환자분은 다음 해 슬통膝痛에 대한 처방으로 腎치료와 관련되어 처방②의 한약을 복용하셨다.

당시 매핵기가 다시 나타난 상황이었는데 이 처방을 드시고 무릎과 별개로 목의 끈적끈적한 느낌이 같이 사라졌다. 매핵기처럼 처방의 조습에 민감한 증상들은 처방의 장부감별보다 건조약과 조습약의 비율, 절대량만 맞춰줘도 좋아지는 경우가 많이 있다.

케이스 8

60대男, 체중 54.2kg, 골격근량 23.6kg, 체지방량 10.7kg

【주소증】 갑작스러운 빈맥(초당 200회 이상)(1년 전부터 간간이 나타났다. 최근 3일 전부터 매일 나타나고 있다)

【뿌리병리】 간열로 예측

【가슴의 열】 (3)

【하복의 양허】 혀의 백색윤기로 보아 아랫배를 데우는 최대 용량은 '8 8'

추위를 타고, 따뜻한 물을 선호

【복진】 전중, 심하부 압통

【제반증상】 변비가 심하고(변비약 복용), 불면과 심계가 최근 나타난다, 입마름이 심해지고, 식은땀이 자주 난다. 식욕저하가 있다.

【소화력】 변을 못 보면 소화가 힘들다.

【치료방향】 뿌리병리가 간이지만 단순히 가슴이 답답한 것이 아닌 부정맥은 명확한 심장의 증상으로 심장을 먼저 치료한다. 간의 치료는 보조적으로 해주거나 심장이 어느 정도 회복이 된 후에 이어 나가기도 한다. 심장의 보음과 심장의 양허 회복에 초점을 두었다(심장의 온양도 아랫배의 양허를 온양溫陽하는 과정에서 같이 좋아진다).

처방의 구성과정

- 뿌리장부가 肝이지만 증상으로 보아 심心에 대한 치료를 하였다.
- 소화: 한약치료 동안 복용하던 변비약을 중단할 것이고, 변비가 심하면 소화불량이 심할 수 있으므로 소화본초는 16g 이상을 쓰기로

계획하였다.

- '건조약/보음약'의 비율:

  '체지방량/골격근량'=약 0.45

  '건조약/보음약'='체지방량/골격근량'×1.26=약 0.5

- 건조약, 보음약의 절대량:

체지방량이 10kg 초반이므로 보음약을 '60g 초반대'로 사용하는 것은 부담스러울 수 있다. 또한 건조약을 '40g 초반대'로 쓰는 것은 부담스러울 수 있다.

- 가슴의 열: 빈맥이 없을 때의 맥을 통해 흉열胸熱이 (3)으로 추측되었다. 목소리가 작아지고 식은땀이 나는 것으로 보아 기허가 약간 있다고 보고 −1. 간열이 뿌리병리이므로 기허보다는 양허가 메인(main)이 되기 쉬워 보였다. 따라서 보기補氣에 대한 고려는 인삼8로 약간만 하였다. 약간만 보완했으므로 + 0.5. 이 상황에선 청열淸熱세기 (−2.5)가 최대치가 되므로 청열약 (−2.5)로 맞추었다. 청열약은 '황련1 황금(고금)8'과 생지황, 맥문동으로 (−2.5) 가까이 맞추었다.

- 하복의 양허: 설색으로 보아 아랫배의 양허는 '8 8'로 보았다.

양허는 결국 아랫배의 양허로부터 출발되고, 심양허도 마찬가지이므로 아랫배를 온양溫陽하는 중에 심양허도 보양된다. 가슴의 열을 고려하여 2단계를 빼주었다. 그리고 청열약을 필요한 만큼 다 쓰니 1단계를 올려줘서 총 1단계를 줄인 결과 +'6 8'이 되었다. 심장의 추동력을 늘리기 위해서 육계보단 생강을 사용하였다. 결국 보양을 위해 '부자6g 생강8g'을 넣게 되었다.

【처방】

생지황36, 연자육8, 대조8, 맥문동6, 감초6, 부자6, 생강8, 반하6, 진피4, 인삼8, 황련1, 황금(고금)8

1첩의 무게는 78g

10첩 60봉

건조약은 총 24g을 사용하였다.

보음약은 총 46g을 사용하였다.

보음약을 50g 후반대로 써도 좋았을 것으로 생각된다. 당시엔 소화를 고려한다는 의미로 보음약량을 적게 사용했다.

처방의 결과, 복용 1주일 이후부터는 심계증상이 전혀 나타나지는 않았고, 한 달 후 입마름과 불면도 70% 이상 줄었다.

케이스9

40대男, 체중 49.3kg, 골격근량 21.9kg, 체지방량 8.9kg

【주소증】 이석증으로 인한 현훈(2달 전부터)

【뿌리병리】 폐기허로 예측

【가슴의 열】 (3.5)

【하복의 양허】 '8 8'

추위를 타고, 따뜻한 물을 선호

【복진】 좌우 중부의 압통, 좌우늑골하 압통, 심하부 압통, 하복부위 압통

【제반증상】 어깨가 자주 뻐근하다, 식은땀이 많이 나며 손가락이 자주 저리다.

【소화력】 식욕이 없고 소식하는 편. 위통胃痛을 자주 느낀다.

【치료방향】 뿌리병리가 폐기허이므로 폐를 보기補氣하는 방향으로 들어갔다.

처방의 구성과정

- 뿌리병리대로 폐기허를 보기補氣하였다.
- 소화: 소화를 돕기 위해 소화본초는 16g 이상을 쓰기로 계획하였다.
- '건조약/보음약'의 비율:

  '체지방량/골격근량'=약 0.4

  '건조약/보음약'='체지방량/골격근량'×1.26=약 0.5

• 건조약, 보음약의 절대량:

체지방량이 9kg 정도이므로 보음약을 '60g 후반대'로 사용하는 것은 부담스러울 수 있다. 또한 건조약을 '30g 후반대'로 쓰는 것은 부담스러울 수 있다.

• 가슴의 열: (3.5)으로 추측되었다. 기허가 심하므로 −2. 보기補氣를 최대한 했으므로 +1.

이 상황에선 청열淸熱세기 (−2.5)가 최대치가 되므로 청열약 (−2.5)로 맞추었다. 청열약은 실열實熱에 쓰이는 약은 쓰지 못하므로 '석고16 황금(고금)8'로 (−2.5) 가까이 맞추었다.

• 하복의 양허: 설색으로 보아 아랫배의 양허는 '8 8'로 보았다. 가슴의 열을 고려하여 2단계를 빼주었다. 그리고 가슴이 많이 막혀 있으므로 1단계를 빼주었다. 청열약을 최대한 써줬기 때문에 1단계를 올려줘서 총 2단계를 줄인 결과 +'4 8'이 되었다. 다른 건조약들을 같이 넣다 보니 총 건조약의 무게를 맞추기 위해 '부자4g 생강4g'을 넣었다.

【처방】

산약24 황기16 생지황16 인삼8 백출8 반하8 감초8 생강4 부자4 석고16 황금 8 천마6

1첩의 무게는 114g

10첩 60봉

보음약은 총 40g을 사용하였다.

건조약은 총 24g을 사용하였다.

보음약과 건조약의 약 무게를 더 늘릴 수도 있지만 이 케이스는 보기補氣에 초점을 둔 치료이기 때문에 보기약들의 비중이 전체 약에서 너무 작아지지 않게 보음약과 건조약의 양을 줄여서 썼다.

처방의 결과, 한 달 복용 후 어지러움의 빈도가 상당히 줄었다. 마무리 개념으로 비슷한 처방을 한 달 더 복용했다.

케이스10

60대女, 체중 52kg, 골격근량 21.6kg, 체지방량 12kg

【주소증】 만성피로, 무기력

【뿌리병리】 간열로 예측

【가슴의 열】 (4)

【하복의 양허】 '8 8'

더위를 타고, 시원한 물을 선호

【복진】 전중압통, 중완압통, 하복 압통과 냉감冷感, 경문 압통

【제반증상】 만성적인 어깨통증, 요통腰痛, 슬통膝痛, 불면

【소화력】 환자분의 말로는 나쁘지 않다고 하시나 소식하고 밥을 1공기 다 먹으면 조금 더부룩하다.

【치료방향】 뿌리병리가 간열이므로 간을 보음하고 간열을 내리며 하복을 온양溫陽하는 데 집중하였다.

처방의 구성과정

- 뿌리병리대로 간열을 내리고 간을 보음할 것이다.
- 소화: 소화를 돕기 위해 소화본초는 16g 이상을 쓰기로 계획하였다.
- '건조약/보음약'의 비율:

  '체지방량/골격근량'=약 0.55

  '건조약/보음약'='체지방량/골격근량'×1.26=약 0.7
- 건조약, 보음약의 절대량:

체지방량이 10kg 초반 정도이므로 보음약을 '60g 초반대'로 사용하는 것은 부담스러울 수 있다. 또한 건조약을 '40g 초반대'로 쓰는 것은 부담스러울 수 있다.

• 가슴의 열: ⑷로 추측. 피로하지만 간열이 뿌리병리이고 기허로 보이는 증상이 많지 않으므로 기허는 거의 없다고 보았다. 이 상황에선 청열清熱세기 (−4)가 최대치가 되므로 청열약 (−4)로 맞추었다. 청열약은 '황련3.5 목단피8'로 대략 (−4)를 맞추었다.

• 하복의 양허: 설색으로 보아 아랫배의 양허는 '8 8'로 보았다. 가슴의 열을 고려하여 2단계를 빼주었다. 청열약을 최대한 써줬기 때문에 보상으로 1단계를 올려줘서 총 1단계를 줄인 결과 +'6 8'이 되었다. 간단하게 '부자6g 육계6g'으로 넣었다.

【처방】

생지황16, 적작약16, 진피12, 당귀8, 녹용8, 황련3.5, 부자6, 육계6, 소엽4, 곽향4, 반하4, 우슬8, 숙지황4, 감초4, 목단피8, 홍화4, 현호색4

1첩의 무게는 107.5g

10첩 60봉

보음약은 총 52g을 사용하였다.

건조약은 총 36g을 사용하였다.

처방의 결과, 복용 한 달 동안 피로가 상당히 좋아져서 이후 2달 더 연복하셨다.

케이스11

80대女, 체중 44.6kg, 골격근량 16.4kg, 체지방량 12.4kg

【주소증】 말소리가 떨린다(2달쯤 전부터 본인이 스스로 느껴서 오셨다).

【뿌리병리】 담울膽鬱로 예측

【가슴의 열】 (3.5)

【하복의 양허】 '8 8'

추위, 더위를 모두 타고, 따뜻한 물을 선호

【복진】 심하부 압통, 우측 늑골하 압통

【제반증상】 가슴이 답답하다, 심계, 눈에 뭔가 씌어 있는 것 같다, 다리가 항상 붓는다

【소화력】 양호

【치료방향】 뿌리병리가 담膽과 연관되는데 여기서는 담膽과 심心을 같이 치료하였다.

아랫배의 양허를 보양하고 가슴의 열을 내려서 심장의 부담을 줄이면서 추동력을 올려주었다.

처방의 구성과정

- 담열膽熱을 위주로 하여 가슴의 열을 내리고 심장의 양허 또한 보완하였다.
- 소화: 소화가 잘되는 편이어서 소화본초 용량을 계획하지는 않았다.
- '건조약/보음약'의 비율:

'체지방량/골격근량'=약 0.75

'건조약/보음약'='체지방량/골격근량'×1.26=약 0.95

• 건조약, 보음약의 절대량:

체지방량이 10kg 초반 정도이므로 보음약을 '60g 초반대'로 사용하는 것은 부담스러울 수 있다. 또한 건조약을 '40g 초반대'로 쓰는 것은 부담스러울 수 있다.

• 가슴의 열: (3.5)로 추측. 약간의 기허를 고려해서 −1. 보기補氣를 따로 하진 않았다.

이 상황에선 청열淸熱세기 (2.5)가 최대치가 되므로 청열약 (−2.5)로 맞추었다.

청열약은 '시호12 황금8 치자4'로 대략 (−2.5)를 맞추었다.

• 하복의 양허: 백태로 보아 아랫배의 양허는 '8 8'로 보았다.

가슴의 열을 고려하여 2단계를 빼주었다. 청열약을 최대한 써줬기 때문에 보상으로 1단계를 올려줘서 총 1단계를 줄인 결과 +'6 8'이 되었다. 심장의 온양을 위해 육계보단 생강으로 썼고, '부자6 생강8'로 사용하였다.

【처방】

건지황16, 맥문동8, 진피8, 백출8, 감초8, 대조6, 부자6, 생강8, 반하6, 시호12, 황금8, 치자4,

1첩의 무게는 98g

10첩 60봉

보음약은 총 38g을 사용하였다.

건조약은 총 36g을 사용하였다.

처방의 결과, 한 달 복용결과 목소리 떨림이 많이 좋아졌다. 다만 1년 뒤에 다시 재발하였다.

케이스12

10대男, 체중 49.3kg, 골격근량 23.6kg, 체지방량 9.2kg

【주소증】 복시(2달 됨), 눈이 충혈도 잘 된다.

【뿌리병리】 간열로 예측

【가슴의 열】 (5.5)

【하복의 양허】 '8 8'

더위를 타고, 시원한 물을 선호

【복진】 특징적인 복진 없음

【제반증상】 입마름

【소화력】 소화에 이상 없다.

【치료방향】 뿌리병리가 간열이므로 간의 열을 내려준다.

처방의 구성과정

• 뿌리병리인 간열을 내린다.

• 소화: 소화가 잘되는 편이어서 소화본초 용량을 계획하지 않았다.

• '건조약/보음약'의 비율:

'체지방량/골격근량'=약 0.4

'건조약/보음약'='체지방량/골격근량'×1.26=약 0.5

• 건조약, 보음약의 절대량:

체지방량이 9kg 정도이므로 보음약을 '60g 후반대'로 사용하는 것은 부담스러울 수 있다. 또한 건조약을 '30g 후반대'로 쓰는 것은 부담스러울 수 있다.

• 가슴의 열: (5.5)로 추측. 기허가 크게 보이지 않았다. 이 상황에선 청열清熱세기가 그대로 (−5.5)가 최대치가 되므로 청열약 (−5.5)로 맞추었다. 청열약은 '황련4 치자8 결명자6 국화6'으로 대략 (−5.5)를 맞추었다.

• 하복의 양허: 백태로 보아 아랫배의 양허는 '8 8'로 보았다. 가슴의 열을 고려하여 2단계를 빼주었다. 청열약을 최대한 써줬기 때문에 보상으로 1단계를 올려줘서 총 1단계를 줄인 결과 +'6 8'이 되었다. 주소증이 열증이고 열로 인한 부작용 가능성을 애초에 줄이기 위해 간단하게 '부자6'으로 맞추었다.

【처방】

구기자24, 백작약12, 숙지황8, 당귀8, 건지황8, 천궁8, 황련4, 치자8, 결명자6, 국화6, 강활8, 부자6, 청상자4

1첩의 무게는 110g

10첩 60봉

보음약은 총 68g을 사용하였다.

건조약은 총 18g을 사용하였다.

처방의 결과, 이 처방은 '체지방량/골격근량'으로부터 계산된 '건조약/보음약' 비율에 맞지 않고, 보음약 또한 과도하게 들어갔다. 즉, 보음쪽으로 제한에서 벗어나게 쓴 것이므로 어느 정도 부작용이 나타날 가능성이 있음을 감안하고 처방을 하였다. 다행히 이 케이스는 부작용 없이 복시가 사라졌다.

케이스13

60대女, 체중 51.1kg, 골격근량 21.6kg, 체지방량 11.5kg

【주소증】 목소리가 가라앉는다(독감 후에, 2주 됨). 말을 많이 하면 금방 목이 쉰다.

【뿌리병리】 간열로 예측

【가슴의 열】 (3.5)

【하복의 양허】 '8 8'

추위를 타고, 차가운 물을 마시면 소화가 안 된다.

【복진】 하복의 압통, 우측 늑골하 압통

【제반증상】 눈이 침침하고 목에 낀 가래가 잘 뱉어지지 않는다.

【소화력】 항상 더부룩하다.

【치료방향】 뿌리병리가 간열이지만 독감으로 인한 폐기허로 보고 치료하였다.

처방의 구성과정

- 뿌리병리는 간열이지만 피로는 폐기허랑 연관되었다고 보고 폐를 영양한다.
- 소화: 항상 더부룩하기 때문에 소화본초를 20g 이상으로 계획하였다.
- '건조약/보음약'의 비율:

  '체지방량/골격근량'=약 0.53

  '건조약/보음약'='체지방량/골격근량'×1.26=약 0.7

• 건조약, 보음약의 절대량:

체지방량이 10kg 초반대이므로 보음약을 '60g 초반대'로 사용하는 것은 부담스러울 수 있다. 또한 건조약을 '40g 초반대'로 쓰는 것은 부담스러울 수 있다.

• 가슴의 열: (3.5)로 추측. 기허가 많이 있으므로 −2 하였다. 최대한 보기補氣했으므로 +1 하였다. 이 상황에선 청열淸熱세기 (−2.5)가 최대치가 되므로 청열약 (−2.5)로 맞추었다. 청열약은 '황련0.5 시호12 황금8'로 (−2.5)를 맞추었다.

• 하복의 양허: 아랫배의 양허는 '8 8'로 보았다. 가슴의 열을 고려하여 2단계를 빼주었다. 청열약을 최대한 써줬기 때문에 보상으로 1단계를 올려줘서 총 1단계를 줄인 결과 +'6 8'이 되었다. 소화를 돕기 위해 육계보단 생강을 선택해서 '부자6 생강8'로 맞추었다.

【처방】

황기20, 생지황16, 산약12, 맥문동8, 감초8, 적작약4, 당귀4, 인삼4, 시호12, 황금8, 황련0.5, 백출8, 부자(포)6, 생강8, 진피8, 박하4

1첩의 무게는 118.5g

10첩 60봉

보음약은 총 44g을 사용하였다. 건조약은 총 30g을 사용하였다.

보음약과 건조약의 약 무게를 더 늘릴 수도 있지만 9번 케이스처럼 이 케이스도 보기補氣에 초점을 둔 치료이기 때문에 보기약들의 비중이 전체 약에서 작아지지 않게 보음약과 건조약의 양을 줄여서 썼다.

처방의 결과, 한 달 복용 후 목소리가 쉬는 정도가 많이 줄었다. 피로는 30% 정도 좋아졌다고 하셨다.

케이스14

50대女, 체중 66.8kg, 골격근량 21.9kg, 체지방량 26.1kg

【주소증】 스트레스로 인한 심계心悸(1개월), 불면, 피로(만성)

【뿌리병리】 간열로 예측

【가슴의 열】 (4.5)

【하복의 양허】 '8 8'

추위를 타고, 따뜻한 물 선호.

【복진】 전중 압통, 우측 늑골하 압통

【소화력】 항상 더부룩함을 느낀다. 잘 안 내려간다.

【치료방향】 뿌리병리는 간열이나 심계心悸의 치료로 심열心熱을 내리고, 심음허를 보補한다.

처방의 구성과정

• 소화: 항상 더부룩하기 때문에 소화본초를 20g 이상으로 계획하였다.

• '건조약/보음약'의 비율:

'체지방량/골격근량'=약 1.2

'건조약/보음약'='체지방량/골격근량'×1.26=약 1.5

• 건조약, 보음약의 절대량:

체지방량이 20kg 후반대이므로 보음약을 '40g 후반대'로 사용하는 것은 부담스러울 수 있다. 또한 건조약을 '50g 후반대'로 쓰는 것은 부담스러울 수 있다.

• 가슴의 열: (4.5)로 추측. 기허가 약간 있다고 봐서 −1 하였다. 보기補氣에 대한 고려는 하지 않았다.

이 상황에선 청열淸熱세기 (−3.5)가 최대치가 되므로 청열약 (−3.5)로 맞추었다. 청열약은 '황련2 시호8 황금(고금)6'과 생지황, 맥문동 등으로 대략 (−3.5)를 맞추었다.

• 하복의 양허: 아랫배의 양허는 '8 8'로 보았다. 가슴의 열을 고려하여 2단계를 빼주었다. 가슴이 막혀 있으므로 1단계를 빼주었다. 청열약을 최대한 써줬기 때문에 보상으로 1단계를 올려줘서 총 2단계를 줄인 결과 +'4 8'이 되었다. 소화를 돕기 위해 육계보단 생강을 선택했다. 간단하게 '부자4 생강4'로 맞추었다.

【처방】

생지황20, 용골16, 시호8, 조구등8, 진피8, 맥문동8, 산조인8, 감초6, 향부자6, 오약6, 황련2, 황금(고금)6, 소엽4, 생강4, 부자(포)4, 백출8, 복신8, 곽향4

1첩의 무게는 119g

10첩 60봉

보음약은 총 32g을 사용하였다.

건조약은 총 52g을 사용하였다.

처방의 결과, 심계를 거의 신경 쓰지 않을 정도로 좋아지셨다. 피로회복에 대해 환자분이 만족해하셨다.

▶이 분은 위의 약을 드시기 1년 정도 전에 자동차 사고로 아래의 약을 2주 정도 복용하신 적이 있다. 아래의 약을 드실 때는 피부에 두

드러기가 나면서 몸이 그대로 무겁다고 하셨다. 약이 제대로 흡수되지 않은 이유 중 하나로 약의 건조약/보음약의 비율이 0.95로 잘못 쓰였기 때문일 거라 예상된다.

【부작용이 나타난 처방】

생지황12, 적작약12, 감초6, 갈근20, 시호12, 황금(고금)8, 황련2, 부자(포)4, 생강4, 향부자6, 백출8, 진피4, 적복령8, 소엽4, 강활4, 용골12, 목단피6, 도인6

보음약은 총 44g을 사용하였다.

건조약은 총 42g을 사용하였다.

케이스15

40대女, 체중 76.9kg, 골격근량 23.7kg, 체지방량 33.4kg

【주소증】 무월경(약 8개월간), 다낭성난소증후군 진단

【뿌리병리】 간열로 예측

【가슴의 열】 (4.5)

【하복의 양허】 '8 8'

추위를 타고, 따뜻한 물 선호.

【복진】 좌우 늑골하 압통, 천추압통, 하복압통

【제반증상】 감기에 잘 걸리며 손과 발에 자주 쥐가 나고 두통이 심하다. 변비로 1주일에 1~2번만 배변하며 생리 시기가 오면 유방부위 통증과 냉대하가 소량 나온다.

【소화력】 자주 더부룩함을 느낀다. 공복에 속쓰림을 자주 느낀다. 매운 것을 먹으면 항상 속쓰림을 느낀다.

【치료방향】 아랫배의 습담과 어혈을 제거하고자 하였다.

처방의 구성과정

• 소화: 자주 더부룩하기 때문에 소화본초를 20g 이상으로 계획하였다.

• '건조약/보음약'의 비율:

'체지방량/골격근량'=약 1.4

'건조약/보음약'='체지방량/골격근량'×1.26=약 1.8

• 건조약, 보음약의 절대량:

체지방량이 30kg 초반대이므로 보음약을 '40g 초반대'로 사용하는 것은 부담스러울 수 있다. 또한 건조약을 '60g 초반대'로 쓰는 것은 부담스러울 수 있다. 속쓰림이 어느 정도 있으므로 건조약을 40g 초반까지만 쓰려고 하였다.

• 가슴의 열: (4.5)로 추측. 기허가 약간 있다고 봐서 −1. 보기補氣에 대한 고려는 하지 않았다. 이 상황에선 청열淸熱세기 (−3.5)가 최대치가 되므로 청열약 (−3.5)로 맞추었다.

청열약은 '시호12 황금(고금)8 목단피12'와 생지황, 적작약으로 대략 (−3.5)를 맞추었다.

• 하복의 양허: 아랫배의 양허는 '8 8'로 보았다.

가슴의 열을 고려하여 2단계를 빼주었다. 가슴이 막혀 있으므로 1단계를 빼주었다. 청열약을 최대한 써줬기 때문에 보상으로 1단계를 올려줘서 총 2단계를 줄인 결과 +'4 8'이 되었다. 자궁주위가 약의 목표부위이므로 생강보단 육계를 선택했다. 간단하게 '부자4 육계4'로 맞추었다.

【처방】

적작약12, 생지황12, (토)당귀6, 백출8, 적복령8, 대황4, 진피8, 부자(포)4, 육계4, 백지8, 시호12, 황금(고금)8, 목단피12, 도인8, 홍화4, 소목4

1첩의 무게는 110.5g

10첩 60봉

보음약은 총 24g을 사용하였다.

건조약은 총 44g을 사용하였다.

처방의 결과, 복용 3주 후에 월경이 나타났고 그 후 3개월 연복하면서 주기에 맞게 월경이 나타났다.

부인과의 생리문제, 자궁의 환경개선 문제는 특히 약의 조습비율을 맞추는 것이 치료에서 중요한 부분으로 생각된다.

케이스16 부자의 용량을 잘못 조절한 사례

70대女, 체중 53.3kg, 골격근량 17.9kg, 체지방량 19.2kg

【주소증】 설사(찬 음식을 먹으면 나타남. 설사 후 기운 빠짐. 체질적으로 항상 있었다)

【뿌리병리】 비기허로 예측

【가슴의 열】 (3.5)

【하복의 양허】 '6 6'

더위를 타고, 따뜻한 물 선호.

【복진】 우측 늑골하, 중완 압통

【소화력】 평소 소식小食으로 소화불량을 느끼지 못한다. 식욕부진

【치료방향】 상복부를 온양溫陽하고, 비脾 습담을 줄인다.

처방의 구성과정

- 소화: 소화본초를 16g 이상으로 계획하였다.
- '건조약/보음약'의 비율:

  '체지방량/골격근량'=약 1.07

  '건조약/보음약'='체지방량/골격근량'×1.26=약 1.4
- 건조약, 보음약의 절대량:

체지방량이 10kg 후반대이므로 보음약을 '50g 후반대'로 사용하는 것은 부담스러울 수 있다. 또한 건조약을 '40g 후반대'로 쓰는 것은 부담스러울 수 있다.

- 가슴의 열: (3.5)로 추측. 기허가 많이 있으므로 −2 해주었다. 보

기補氣에 대한 고려를 어느 정도 했으므로 +0.5 해주었다.

이 상황에선 청열淸熱세기 (−2)가 최대치가 되므로 청열약 (−2)로 맞추었다.

청열약은 '석고12 황금(고금)8'로 (−2)를 맞추었다.

• 하복의 양허: 이 케이스는 부자의 용량을 잘못 조절해서 부작용이 나타났던 케이스이다. 후에 설진을 다시 했을 때 하복의 양허는 설질로 보나, 백태로 보나 '6 6' 정도로 예상되었다.

그러면 가슴의 열을 고려하여 2단계를 빼주고, 청열약을 최대한 써줬기 때문에 보상으로 1단계를 올려줘서 총 1단계를 줄인 결과 +'부자4 생강6'으로 사용하는 것이 맞아 보인다. 하지만 실제 처방에서는 '부자8 생강8'로 사용하였다.

【처방】

산약16, 연자육8, 감초6, 백출8, 후박8, 진피6, 생강8, 부자8, 반하4, 인삼8, 황금(고금)8 석고12

1첩의 무게는 102g

10첩 60봉

보음약은 총 30g을 사용하였다.

건조약은 총 42g을 사용하였다.

처방의 결과, 복용 2일 후 가슴이 뻐근하고 심계가 나타났다. 약을 중단 후 새로운 처방에 '부자4 생강4'로 넣어서 부작용 없이 치료를 진행했다.

부자의 용량 조절에 엄격한 규칙이 필요함을 알려주는 사례다.

케이스17

50대女, 체중 68.2kg, 골격근량 21.2kg, 체지방량 29.3kg

【주소증】 한열왕래(1년 전부터. 낮에는 4~5번, 잘 때는 2~3번 열감을 느낀다. 한 달 전에 몸살이 나면서 오한이 더 심해졌다)

【뿌리병리】 간열로 예측

【가슴의 열】 (3.5)

【하복의 양허】 '6 6'

추위와 더위 다 타지 않고, 미지근한 물을 선호

【복진】 전중의 압통, 좌우늑골하 압통, 하복부위 압통

【제반증상】 아침에 사지가 붓는다, 입이 심하게 마르다, 말을 하면 기운이 빠지는 느낌.

【소화력】 식욕이 없으나 소화는 잘 된다.

【치료방향】 뿌리병리가 간열이므로 간을 청열淸熱하는 방향으로 들어갔다.

처방의 구성과정

• 뿌리병리대로 간을 청열淸熱하였다.

• 소화: 소화엔 무리가 없다고 봐서 소화본초에 대해 고려하지 않았다.

• '건조약/보음약'의 비율:

'체지방량/골격근량'=약 1.4

'건조약/보음약'='체지방량/골격근량'×1.26=약 1.7

• 건조약, 보음약의 절대량:

체지방량이 20kg후반이므로 보음약을 '40g 후반대'로 사용하는 것은 부담스러울 수 있다. 또한 건조약을 '50g 후반대'로 쓰는 것은 부담스러울 수 있다.

• 가슴의 열: (3.5)으로 추측되었다. 기허가 약간 있다고 봐서 −1. 보기補氣는 고려하지 않았다.

이 상황에선 청열清熱세기 (−2.5)가 최대치가 되므로 청열약 (−2.5)로 맞추었다. 청열약은 실열實熱에 쓰이는 황련을 포함하여 '황련0.5 시호8 황금(고금)8 목단피8'로 (−2.5) 가까이 맞추었다.

• 하복의 양허: 백태로 보아 아랫배의 양허는 '6 6'으로 보았다. 가슴의 열을 고려하여 2단계를 빼주었다. 그리고 가슴이 많이 막혀 있으므로 1단계를 빼주었다. 청열약을 최대한 써줬기 때문에 1단계를 올려줘서 총 2단계를 줄인 결과 +'0 6'이 되었다. 따라서 '육계 6g'을 넣었다.

【처방】

적작약12 (토)당귀4 감초(초)8 녹용8 진피8 향부자6 오약6 반하(강제)6 적복령6 육계6 의이인12 시호8 황금(고금)8 황련0.5 목단피8 도인8 소엽4

1첩의 무게는 118.5g

10첩 60봉

보음약은 총 32g을 사용하였다.

건조약은 총 54g을 사용하였다.

처방의 결과, 한 달 복용 후 오한은 사라지고 하루에 열감이 1번 정도로 줄었다. 입마름도 사라졌다.

케이스18

60대女, 체중 77.1kg, 골격근량 23kg, 체지방량 34.7kg

【주소증】 좌측 안면신경마비(한 달)(눈이 잘 안 감기고, 식사할 때 음식물을 흘린다. 뒷목까지 뻐근하다. 좌측 안면에서 열감이 느껴진다)

【뿌리병리】 간열과 담울膽鬱로 예측

【가슴의 열】 (3.5)

【하복의 양허】 '8 8'

더위를 타고, 시원한 물을 선호

【복진】 좌늑골하 압통, 하복부위 압통

【제반증상】 도한盜汗, 불면.

【소화력】 식욕이나 소화에 문제없다.

【치료방향】 뿌리병리가 간열과 담울膽鬱이므로 간을 청열淸熱하고 신경을 안정시키는 방향으로 들어갔다.

처방의 구성과정

- 뿌리병리대로 간을 청열淸熱하고 안신安神시켰다.
- 소화: 소화엔 무리가 없다고 봐서 소화본초에 대해 고려하지 않았다.
- '건조약/보음약'의 비율:
  '체지방량/골격근량'=약 1.5
  '건조약/보음약'='체지방량/골격근량'×1.26=약 1.9
- 건조약, 보음약의 절대량:

체지방량이 30kg 초반이므로 보음약을 '40g 초반대'로 사용하는 것은 부담스러울 수 있다. 또한 건조약을 '60g 초반대'로 쓰는 것은 부담스러울 수 있다.

• 가슴의 열: (3.5)으로 추측되었다. 기허가 별로 보이지 않았다.

이 상황에선 청열清熱세기 (−3.5)가 최대치가 되므로 청열약 (−3.5)로 맞추었다. 청열약은 실열實熱에 쓰이는 황련을 포함하여 '황련1.5 시호12 황금(고금)8'로 (−3.5) 가까이 맞추었다.

• 하복의 양허: 백태로 보아 아랫배의 양허는 '8 8'로 보았다. 가슴의 열을 고려하여 2단계를 빼주었다. 그리고 가슴이 많이 막혀 있으므로 1단계를 빼주었다. 청열약을 최대한 써줬기 때문에 1단계를 올려줘서 총 2단계를 줄인 결과 +'4 8'이 되었다. 간단하게 '부자4 육계4'를 넣었다.

【처방】

적작약12 산조인6 갈근12 부자(포)4 육계4 방풍12 강활6 향부자6 오약6 진피8 소엽4 적복령6 시호12 황금(고금)8 황련1.5 용골8

1첩의 무게는 115.5g

10첩 60봉

보음약은 총 30g을 사용하였다.

건조약은 총 56g을 사용하였다.

처방의 결과, 한 달 복용 후 오한은 사라지고 하루에 열감이 1번 정도로 줄었다. 입마름도 사라졌다.

제3장

기성 처방의 틀 보기

처방구성은 기존처방이 20첩 30봉 기준으로 기록되었다고 보고, 1봉의 약재 농도가 같게 10첩 60봉으로 변환·기록하였다.

1. 반하사심탕半夏瀉心湯

【효능】 和胃降逆하여 開結除痞한다.

【주치】 脾胃不和로 心下가 痞滿不痛하고, 乾口 또는 嘔吐하며, 腸鳴下痢한 증상

【처방구성】 반하 30g, 황금 22.5g, 인삼 22.5g, 감초 22.5g, 건강 15g, 황련 7.5g, 10첩 60봉

【적합한 환자】

기성 처방들에서 청열약재와 온양약재가 동시에 들어가 있는 처방들은 주로 소화불량이나 심하心下부위의 문제를 해결하려는 목적이 있는 경우가 많다. 이것은 가슴의 열로 흉곽이 막히며 배가 양기를 받지 못해 양허가 생긴 것을 상청하온으로 바로잡았을 때 그 경계인 심하부위와 연관된 장기들 즉, 심장이나 상부위장관에 부담이 덜어지는 경우가 많기 때문이다.

반하사심탕 역시 마찬가지이다.

그 구성을 살펴보겠다. 건조약은 반하30g + 건강30g(15g×2)=총 60g이 들어갔다. 보음약은 감초22.5g만 있어서 총 22.5g이 들어갔다. 따라서 건조약/보음약의 비율은 60g/22.5g으로 약 2.6이 된다. 그렇다면 흡수가 수월한 사람의 체지방량/골격근량은 2.6÷1.26으로 약 2가 된다. 즉, 비율적인 면을 봤을 때 체지방량이 골격근량의 2배가 되는 사람에게 한 달 처방으로 안전하게 사용할 수 있을 것이다. 건조약이 60g이므로 한 달 이상 사용하기에는 체지방량이 30kg 이상인 사람에게 적당할 것으로 보인다.

열 치료를 위해 황금22.5g + 황련7.5g으로 약 (−10) 정도의 청열이 들어간다. 건강으로 온양을 하고 있긴 하지만 일반적으로 장기간 쓰기에 (−10)은 너무 강한 감이 있다. 실열이 있는 환자에게 단기로 쓰는 게 부작용이 덜할 것으로 보인다.

양허 치료를 위해 건강 15g을 사용하여 포부자 15g 정도의 온양력 효과가 난다. 건강 15g은 속쓰림을 유발 가능하므로 조심히 사용해야 할 것이다. 건조약이 60g인 것까지 고려하면 평소 속쓰림이 있는 환자라면 복용이 어려울 것으로 예상된다. 소화본초는 30g(건강 15g×2)으로 상당히 많이 사용되었다. 소화불량이 심한 환자일 수 있다.

2. 구미강활탕九味羌活湯

【효능】 發汗祛濕, 裏熱을 淸熱

【주치】 外感風寒濕邪로 惡寒發熱하고 無汗, 頭痛項强하며 肢體가 酸楚疼痛, 口苦하면서 渴症이 있는 증상

【처방구성】 강활 24g, 방풍 24g, 천궁 16g, 백지 16g, 창출 16g, 황금 16g, 생지황 16g, 세신 8g, 감초 8g, 10첩 60봉

【적합한 환자】

건조약은 강활 24g + 방풍 24g + 천궁 8g(16/2) + 백지 8g + 창출 8g + 세신 8g으로 총 80g이 들어갔다. 보음약은 생지황 8g(16/2) + 감초 8g으로 총 16g이 들어갔다. 이에 따라 건조약/보음약의 비율은 80g/16g으로 5가 된다. 따라서 흡수가 수월한 사람의 체지방량/골격근량의 비율은 5÷1.26하여 약 4가 된다.

건조약이 80g으로 상당히 많으므로 이 약을 한 달 이상 사용한다면 체지방량이 40kg인 사람도 부작용이 가능할 것으로 보인다. 단기간 쓴다면 골격근량에 비해 체지방량이 상당히 많은 사람에게 가능할 수 있을 것이다. 열 치료는 황금 16g으로 (−2) 정도 청열이 들어간다. 생지황도 청열을 하지만 그리 강하지 않다.

양허 치료는 표부表部에 작용하는 세신으로 약간만 온양한 것으로 보인다. 리부裏部, 즉 하복下腹의 온양에 세신은 크게 영향 있지 않다. 소화본초는 창출 8g으로 약간의 소화를 돕게 고려한 것으로 보인다. 건조약의 총용량으로 봤을 때 속쓰림이 심한 사람은 장복長服하기 어려울 것이다.

3. 반하백출천마탕半夏白朮天麻湯

【효능】燥濕化痰, 平肝熄風

【주치】眩暈頭痛, 胸悶嘔惡

【처방구성】반하 24g, 진피 24g, 맥아 24g, 백출 16g, 신곡 16g, 창출 8g, 인삼 8g, 황기 8g, 천마 8g, 백복령 8g, 택사 8g, 건강 4.8g, 10첩 60봉

【적합한 환자】

건조약은 반하 24g + 진피 24g + 맥아 24g + 백출 16g + 신곡 16g + 창출 8g + 백복령 8g + 택사 8g + 건강 9.6g(4.8×2)으로 총 137.6g이 들어갔다. 보음약은 들어가지 않았다. 청열에선 청열清熱세기가 강한 청열약을 사용치 않았다. 양허는 건강 4.8g으로 부자 8g 정도의 보양력을 사용하였다. 한열과 조습에서 온열과 건조약 쪽으로 방향이 많이 치우쳐 있어서 장복하기에는 쓰는 폭이 넓지 못할 것이다.

소화본초는 반하 24g + 진피 24g + 맥아 24g + 백출 16g + 신곡 16g + 창출 8g + 백복령 8g + 건강 9.6g(4.8g×2)으로 총 129.6g이 들어갔다. 처방에 보음약이 없고, 소화본초가 129.6g이나 들어갔으니 위장관의 습담濕痰으로 인해 한약이 소화가 안 되기는 힘들 것이다. 치료증상 또한 소화불량이 심한 환자의 두통에 적합할 것이다. 다만 건조약의 양이 많음으로 인하여 속쓰림이 심한 사람은 복용하기 어려울 수 있다.

4. 강활부자탕羌活附子湯

【주치】 治大寒犯腦, 令人腦痛, 齒亦痛, 名曰腦風.

【처방구성】 감초 16g, 강활 8g, 마황 4.8g, 방풍 3.2g, 백강잠 4.8g, 백지 4.8g, 부자 4.8g, 승마 3.2g, 창출 8g, 황기 16g, 황백 4.8g, 10첩 60봉

【적합한 환자】

건조약은 강활 8g + 마황 4.8g + 방풍 3.2g + 백강잠 4.8g + 백지 4.8g + 부자 4.8g + 창출 8g으로 총 38.4g이 들어갔다. 보음약은 감초 16g으로 총 16g만 들어갔다. 따라서 건조약/보음약의 비율은 38.4g/16g으로 2.4이다. 이에 따라 흡수가 수월한 사람의 체지방량/골격근량 비율은 5÷1.26로 약 2가 된다. 즉, 비율적인 면을 봤을 때 체지방량이 골격근량의 2배가 되는 사람에게 안전하게 사용할 수 있다. 건조약이 38.4g이므로 이 약을 한 달 이상 사용하기에는 체지방량이 10kg보다 많은 사람에게 적합하다.

열 치료는 승마3.2g 황백4.8g으로 (−1) 정도 청열이 들어간다. 양허 치료는 부자 4.8g 마황 4.8g으로 '4 4' 정도 온양이 들어간다. 약의 주치는 풍냉風冷이 뇌호腦戶를 침습함으로써 발생하는 뇌풍腦風을 치료하는 것이다.

여기서 부자는 표부表部뿐만 아니라 환자가 기존에 가지고 있던 하복의 양허도 온양함으로써 표부의 한사치료에 더욱 도움이 되는 역할을 할 것이다. '부자 4.8g, 마황 4.8g' 정도의 온양溫陽세기는 사실 그렇게 강하지 못하지만 환자의 하복양허가 그리 심하지 않거나 흉열이

강하여 받아들일 수 있는 부자의 용량이 많지 않으면 이렇게 소량 쓸 수밖에 없을 수도 있을 것이다. 이 밖에 소화본초는 창출 8g으로 약간의 소화를 돕게끔 고려한 것으로 보인다.

5. 익위승양탕益胃升陽湯

【주치】 虛弱, 食慾不振, 泄瀉 및 과다한 出血

【처방구성】 백출 24g, 황기 16g, 인삼 8g, 신곡 8g, 당귀 8g, 진피 8g, 감초 8g, 승마 4.8g, 시호 4.8g, 황금 4g, 10첩 60봉

【적합한 환자】

건조약은 백출 24g + 신곡 8g + 진피 8g으로 총 40g이 들어갔다. 보음약은 당귀 8g + 감초 8g으로 총 16g 들어갔다. 따라서 건조약/보음약의 비율은 40/16로 2.5이다. 이에 따라 흡수가 수월한 사람의 체지방량/골격근량의 비율은 2.5÷1.26으로 약 2 정도가 된다. 즉, 비율적인 면을 봤을 때 체지방량이 골격근량보다 약 2배가 되는 사람에게 안전하게 사용할 수 있다. 또한 건조약이 40g이므로 이 약을 한 달 이상 사용하기에는 체지방이 10kg 이상인 사람들에게 적합할 것이다.

열의 치료는 '승마 4.8g, 시호4.8g, 황금 4g'으로 (−1.5) 정도 세기의 청열을 했다. 온양약은 따로 사용하지 않았다. 소화본초는 백출 24g + 신곡 8g + 진피 8g으로 총 40g이다. 소화에 대한 고려가 많이 되었다.

처방의 이름에 '승양升陽'이 있는데 두드러지게 온양溫陽하는 본초가 없다. 대신 보기補氣약들이 있다. 기氣를 보충하는데 왜 양陽이란 표현을 썼을까 하지만, 가슴의 열을 일정 제한량 내에서 청열시키는 치료가 아랫배를 온양溫陽하는 효과로 이어지기도 한다. 마치 수승화강에서 진액이 가슴의 열을 청열시키고, 아래로 열을 가져와서 아랫배를 데우는 것처럼 말이다. 다만 실제적으로는 흉강胸腔만 청열시켜서는

아랫배가 온양되는 효과는 약하고, 오히려 청열약을 많이 쓰다가 제한량을 넘어서 기허나 양허로 빠질 수도 있다. 따라서 온양약도 같이 쓰는 것이 몸의 양기를 돋우는 데 필수일 것이다.

6. 삼령백출산參苓白朮散

【효능】 益氣健脾, 滲濕止瀉

【주치】 脾胃의 虛弱으로 인한 食少, 便溏 혹은 吐瀉, 四肢無力, 形體消瘦, 胸脘悶脹, 面色萎黃

【처방구성】 인삼 48g, 백출 48g, 백복령 48g, 산약 48g, 자감초 48g, 의이인 24g, 연자육 24g, 길경 24g, 백편두 24g, 사인 24g, 10첩 60봉

【적합한 환자】

건조약은 백출 48g + 백복령 48g + 의이인 24g + 길경 24g + 백편두 24g + 사인 24g으로 총 192g 들어갔다. 보음약은 산약 48g + 자감초 48g + 연자육 24g으로 총 120g이 들어갔다. 따라서 건조약/보음약의 비율은 192g/120g으로 1.6이다. 이에 따라 흡수가 수월한 사람의 체지방량/골격근량의 비율은 2.6÷1.26로 약 1.27이다. 즉, 비율적인 면을 봤을 때 체지방량이 골격근량의 1.27배가 되는 사람에게 안전하게 사용할 수 있다.

뚜렷한 청열약이나 온양약은 있지 않다. 이런 경우는 그동안 크게 신경 쓰지 않았던 청열과 온양이 강하지 않은 본초들의 한열이 두드러지게 된다. 처방 자체는 따뜻한 약성이다. 약재 하나하나의 온양력이 미미하더라도 약재 전체 용량이 많은 까닭에 하복의 양허가 작거나 흉열이 강한 환자라면 열로 인한 부작용이 나타날 수 있다.

소화본초는 백출 48g + 백복령 48g + 사인 24g으로 총 120g이 쓰였다. 한 첩의 총 약재량은 360g이므로 10첩 한 달 약재량은 총 3600g이다. 한 달 분량을 달이려 한다면 용량의 조절이 필요할 것이다.

7. 십전대보탕十全大補湯

【효능】 氣血陰陽을 補

【주치】 남자와 여자의 諸虛不足과 五勞七傷으로 食欲이 不振하고 久病虛損으로 時發潮熱하고 夜夢遺精하며 脚膝無力 등의 증상

【처방구성】 인삼 16g, 백출 16g, 백복령 16g, 감초 16g, 숙지황 16g, 당귀 16g, 백작약 16g, 천궁 16g, 황기 16g, 육계 16g, 10첩 60봉

【적합한 환자】

건조약은 백출 16g + 백복령 16g + 천궁 8g(16/2) + 육계 16g으로 총 56g이 들어간다. 보음약은 감초 16g + 숙지황 32g(16×2) + 당귀 32g + 백작약 32g으로 총 112g이 들어간다. 따라서 건조약/보음약의 비율은 56g/112g으로 0.5이다.

이에 따라 흡수가 수월한 사람의 체지방량/골격근량의 비율은 0.5÷1.26으로 약 0.4이다. 즉, 비율적인 면을 봤을 때 골격근량이 체지방량의 거의 2～3배가 되는 사람에게 안전하게 사용할 수 있다. 상당히 마른 체형일 것이다. 만약 이 약을 체지방량이 골격근량의 2배인 음양기혈허 노인환자가 장복한다면 흡수가 제대로 안 될 가능성이 크다.

청열약은 들어가지 않고, 온양약은 육계 16g으로 '부자8' 정도의 온양력을 가진다. 건조약의 총 량이 많고 소화기 점막을 자극할 수 있는 육계가 16g 들어가 있는 것으로 봐서 작약 등의 보음약이 많이 있지만 속쓰림이 심한 환자에게는 신중해야 할 것이다.

소화본초는 백출 16g + 백복령 16g으로 총 32g이 들어간다. 한 첩

의 총 약재량이 160g인데 한 달 10첩으로 약을 탕전했을 때 총 1600g의 약재량은 물에 골고루 닿으면서 약을 달이기가 상당히 힘들다.

8. 승마부자탕升麻附子湯

【주치】 胃에 寒濕邪가 생겨 얼굴이 시리고 바람을 싫어하는 面寒

【처방구성】 승마 11.2g, 부자(포) 11.2g, 갈근 11.2g, 백지 11.2g, 황기 11.2g, 인삼 8g, 초두구 8g, 자감초 8g, 익지인 4.8g, 10첩 60봉

【적합한 환자】

건조약은 부자 11.2g + 백지 11.2g + 초두구 8g으로 약 30g 정도 들어갔다. 보음약은 갈근 11.2g + 자감초 8g으로 약 20g 정도 들어갔다. 따라서 건조약/보음약의 비율은 30g/20g으로 1.5 정도이다. 이에 따라 흡수가 수월한 사람의 체지방량/골격근량의 비율은 2.6÷1.26으로 약 1.2가 될 것이다. 즉, 비율적인 면을 봤을 때 체지방량이 골격근량의 1.2배가 되는 사람에게 안전하게 사용할 수 있다.

열의 치료는 승마 11.2g으로 약 (−1.5) 정도 청열이 들어간다. 승마는 표부表部의 열뿐만 아니라 리부裏部의 열 치료에도 사용될 수 있는 본초이다. 양허의 치료는 부자 11.2g이 들어간다. 부자의 용량으로 보아 아랫배의 양허가 상당히 큰 편으로 예상된다. 표부의 한사寒邪가 얼마나 강한지 외에도 리부에서 온양을 얼마나 받아들일 수 있는지에 따라 표부의 양허에 쓸 수 있는 온양약의 용량이 달라질 수 있다. 승마로 흉열을 진정시키고, 승양升揚시키며 부자가 아랫배와 표부를 온양한다. 소화본초는 초두구 8g으로 약간 고려하였다.

9. 황련탕黃連湯

【효능】 淸上溫下, 和胃降逆

【주치】 上熱下寒으로 脾胃가 不和하여 胸中이 煩悶하여 嘔吐하려 하고, 腹中痛, 腸鳴泄瀉한 증상

【처방구성】 황련 32g, 인삼 24g, 반하 19.2g, 건강 16g, 계지 16g, 감초 8g, 10첩 60봉

【적합한 환자】

건조약은 반하 19.2g + 건강 32g(16g×2) + 계지 8g(16÷2)으로 총 59.2g이 들어갔다. 보음약은 감초 8g만 들어가서 총 8g이 들어갔다. 따라서 건조약/보음약의 비율은 59.2g/8g으로 7.4이다. 이에 따라 흡수가 수월한 사람의 체지방량/골격근량의 비율은 7.4÷1.26으로 약 6이 될 것이다.

건조약이 59.2g이므로 한 달 이상 사용하기에는 체지방량이 30kg 이상인 사람에게 적합하다. 황련탕을 수월하게 흡수할만한 사람은 일단 살집이 꽤 있는 체형일 것이다. 열의 치료는 황련 32g으로 상당히 강하게 청열한다. 양허의 치료는 건강 16g으로 포부자 16g 정도의 강한 온양력을 사용하였다.

황련탕은 반하사심탕과 같이 상청하온上淸下溫의 대표적 처방으로서 심하부心下部 주변이 치료의 주요 목표부위이다. 흉열을 내리면서 상복부를 온양溫陽하기 때문에 수승화강의 소통이 전보다 활발해지는데 이로 인해 흉곽과 상복부의 경계 주위에 있는 위장관의 소화력에 도움이 된다.

청열약재로 황련을 사용한 것으로 봐서 화병이 심하고 성정이 강한 환자의 소화불량에 적합해 보인다. 다만 이 정도의 황련 량은 약의 맛에서 또한 부담될 수 있을 것으로 보인다. 소화가 주치이므로 소화본초를 반하 19.2g + 건강 32g(16×2)해서 총 51.2g으로 상당히 많이 사용하였다. 다만 건강이나 황련의 용량으로 볼 때 장복에는 신중해야 할 것이다.

10. 청상보하탕清上補下湯

【주치】 哮症, 久嗽, 肺癰, 慢性肺疾患, 慢性氣道疾患을 치료

【처방구성】 감초 8g, 괄루 10g, 길경 10g, 맥문동 10g, 목단피 24g, 반하 10g, 복령 24g, 산수유 24g, 산약 24g, 숙지황 24g, 오미자 10g, 지실 10g, 천문동 10g, 택사 16g, 패모 10g, 행인 10g, 황금 8g, 황련 8g

【적합한 환자】

건조약은 길경 10g + 반하 10g + 복령 24g + 지실 10g + 택사 16g으로 총 70g이 들어갔다. 보음약은 감초 8g + 맥문동 10g + 산수유 24g + 산약 24g + 숙지황 48g(24×2) + 오미자 20g + 천문동 10g으로 총 144g이 들어갔다. 따라서 건조약/보음약의 비율은 70g/144g으로 약 0.48이다. 이에 따라 흡수가 수월한 사람의 체지방량/골격근량의 비율은 0.48÷1.26으로 약 0.4이다.

건조약과 보음약이 많이 섞여 있는 경우 처방을 눈으로만 보고 약의 조습편차를 느끼기가 어려운 경우가 있는데, 이런 식으로 건조약과 보음약의 양과 비율을 계산해보면 그 방향을 예상할 수 있다. 결과적으로 이 처방은 보음에 많이 치중되었다.

오래된 폐 질환으로 호흡계가 건조한 와중에 찐득한 조담燥痰이 있는 환자의 호흡기 질환에 알맞을 것이다. 淸上補下라는 이름은 호흡이 짧아지며 가슴에는 열이 쌓이고, 하복은 양허가 가속화되므로 흉열을 내림으로써 하복의 양허를 보완한다는 의미로 명명되지 않았나 추측된다.